Hefte zur Unfallheilkunde
Beihefte zur Zeitschrift „Unfallheilkunde/
Traumatology"

Herausgegeben von J. Rehn und L. Schweiberer

152

F. Klapp

Diaphysäre und metaphysäre Verletzungen im Wachstumsalter

Eine experimentelle Studie

Mit 51, zum Teil farbigen Abbildungen in 106 Einzeldarstellungen

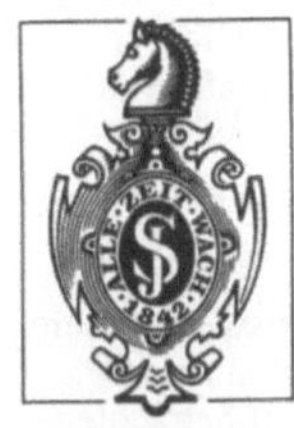

Springer-Verlag
Berlin Heidelberg New York 1981

Reihenherausgeber

Prof. Dr. Jörg Rehn
Chirurgische Klinik und Poliklinik der Berufsgenossenschaftlichen
Krankenanstalten „Bergmannsheil", Universitätsklinik, Hunscheidt-
straße 1, 4630 Bochum

Prof. Dr. Leonhard Schweiberer
Direktor der Abteilung für Unfallchirurgie der Chirurgischen
Universitätsklinik, 6650 Homburg/Saar

Autor

Prof. Dr. Friedrich Klapp
Abteilung für Unfallchirurgie der Chirurgischen Universitätsklinik,
6650 Homburg/Saar

ISBN-13: 978-3-540-10760-6   e-ISBN-13: 978-3-642-95393-4
DOI: 10.1007/978-3-642-95393-4

CIP-Kurztitelaufnahme der Deutschen Bibliothek
Klapp, Friedrich:
Diaphysäre und methaphysäre Verletzungen im Wachstumsalter: experimentelle Studie /
F. Klapp. – Berlin; Heidelberg; New York: Springer, 1981
(Hefte zur Unfallheilkunde ; 152)
ISBN-13: 978-3-540-10760-6

NE: GT

Vorwort

Nutzen oder Schaden — diese Frage stellt sich auch heute noch bei vielen Osteosynthesen am wachsenden Skelett. Manche Kliniken erscheinen progressiv und operieren Frakturen im Wachstumsalter, die auch durch sorgfältige konservative Behandlung zu einem ausgezeichneten Ergebnis gebracht werden können. Andere sind zurückhaltend, gelegentlich auch zu zurückhaltend und versäumen einen operativen Eingriff, der spätere Entwicklungsstörungen hätte verhindern können. Operative und konservative Einstellung sind noch oft der Intuition des Chirurgen unterworfen, obwohl allein rationale Gründe den Ausschlag geben sollten.

Dieses Buch will einen Beitrag dazu leisten, die Vorgänge während der Knochenbruchheilung, insbesondere nach einer Osteosynthese, zu erhellen. Vor allem wird auf die Folgen aufmerksam gemacht, die eine fehlgeschlagene Osteosynthese nach sich ziehen kann. Die Osteosynthese erweist sich somit als höchst verantwortungsvoller Eingriff, der nur nach strenger Indikationsstellung durchgeführt werden darf.

Homburg/Saar, im Juni 1981   F. Klapp

Danksagung

Meinem Lehrer, Herrn Professor Dr. L. Schweiberer, danke ich sehr für die Förderung der Arbeit sowie die Ratschläge, die er mir beim Fortschritt der Versuche und bei der Auswertung der Ergebnisse hat zuteil werden lassen.

Allen Kollegen in der Klinik danke ich für ihre verständnisvolle Unterstützung.

Die Versuche wurden im Institut für Experimentelle Chirurgie Homburg/Saar durchgeführt. Dem Leiter, Herrn Professor Dr. G. Harbauer, Frl. U. Diwo und allen Mitarbeitern gilt mein aufrichtiger Dank. Bei der Aufarbeitung der Präparate waren mir in dankenswerter Weise behilflich: Dr. L. T. Dambe, Dr. F. Eitel, Frl. Dr. I. Müller, Dr. I. Straus, P. Possart, Fr. G. Bach und Fr. P. Gebicke.

Die Schreibarbeiten wurden rasch und zuverlässig von Fr. E. Rehländer erledigt.

Die Versuche wurden mit finanzieller Unterstützung der Deutschen Forschungsgemeinschaft durchgeführt.

Inhaltsverzeichnis

1 Klinische Aspekte der operativen Frakturbehandlung bei Kindern

Es gehört zu den fast alltäglichen Erfahrungen eines Chirurgen, der Frakturen im Wachstumsalter behandelt, daß die Mehrzahl solcher Frakturen unter sorgfältiger, konservativer Therapie ohne Komplikationen zur Ausheilung kommt. Ernsthafte Immobilisationsschäden sind nach längerer Ruhigstellung von Gelenken nicht zu erwarten; es entfällt somit ein wesentlicher Grund zur operativen Stabilisierung der Frakturen. Gewisse Fehlstellungen, die bei konservativer Therapie nicht exakt beseitigt werden können, bedeuten ebenfalls keine Indikation zur operativen Korrektur. Sie können sich innerhalb bestimmter Grenzen im Laufe des weiteren Wachstums ausgleichen − eine Fähigkeit, die nach Abschluß des Wachstums verloren geht. Zu den Fehlstellungen mit gezielter Ausgleichsmöglichkeit in Richtung auf eine Wiederherstellung der ursprünglichen Form gehören Seitverschiebungen und Achsfehler. Der spontane Ausgleich einer Verkürzung ist als ungezielte Reaktion zu verstehen, da auch eine Fraktur ohne Dislokation ein Mehrwachstum aufweisen kann. Das zu erwartende Mehrwachstum hat zu der Empfehlung geführt, vor allem an der unteren Extremität eine Verkürzung von 1−2 cm zu belassen. Die einzige Fehlstellung ohne spontane Korrekturmöglichkeit ist der Rotationsfehler. Auf seine Vermeidung ist daher besonders sorgfältig zu achten. Die Möglichkeiten und Grenzen des Ausgleichs von Fehlstellungen wurden von zahlreichen Autoren untersucht (Blount 1957; Rettig 1957; Vontobel et al. 1961; Rehn 1974; Klapp et al. 1975; Kuner 1976; Weber et al. 1978).

Frakturen, die den Epiphysenknorpel kreuzen − sie entsprechen nach der von Aitken 1936 angegebenen Klassifizierung den Typen II und III − gefährden bereits bei geringer Dislokation ein ungestörtes weiteres Wachstum. Die Auffüllung des Knorpeldefekts erfolgt nicht durch Knorpelgewebe, sondern durch Bindegewebe und Callus (Campbell et al. 1959). Es tritt eine Verklammerung (banding) zwischen Metaphyse und Epiphyse ein, die ein Fehlwachstum verursacht. Nur eine exakte und andauernde Reposition kann die Callusbildung im Frakturspalt verhindern. Eingeschlagenes Periost und gezahnte Frakturränder lassen in der Regel eine genaue, geschlossene Einstellung nicht zu, so daß eine offene Reposition und Fixation erforderlich wird.

Operative Eingriffe, bei epiphysären Frakturen zur Vermeidung eines Fehlwachstums und zur Beseitigung von Gelenkstufen angezeigt, sind bei Frakturen anderer Lokalisation nur selten erforderlich. Über die Indikation zur Osteosynthese am wachsenden Konochen im diaphysären und metaphysären Bereich besteht eine weitgehende Übereinstimmung (Weber 1967; Weller 1972; Hertel u. Schweiberer 1976).

Offene Frakturen 3. Grades und teilweise auch 2. Grades sind die häufigste Indikation zur operativen Fixation von Frakturen. In vielen Fällen wird durch die Stabilisierung der Fragmente erst die Voraussetzung zur Versorgung von mitverletzten Nerven, Gefäßen, Sehnen oder Muskeln geschaffen. Äußerst gewebeschonendes Operieren ist erforderlich, um das Ausmaß der zusätzlichen Weichteilschädigung begrenzt zu halten. Durch die gipsfreie postoperative Behandlung wird die Wundkontrolle erleichtert, evtl. auftretende Komplikationen lassen sich frühzeitig erkennen und beherrschen. Die Gefahr der Infektion kann durch stabile Verhältnisse im Frakturbereich gemindert werden. Der mögliche Nachteil eines versenkten Fremdkörpers ist demgegenüber als gering einzuschätzen (Burri 1974).

Eine ebenso wichtige Indikation zur Osteosynthese stellen Frakturen bei polytraumatisierten Kindern dar, vor allem bei gleichzeitigem Vorliegen eines Schädelhirntraumas. Die Pflegemöglichkeit wird durch Stabilisierung der Extremitäten erheblich verbessert, außerdem sind bei unruhigen oder spastischen Patienten die Frakturen auf konservativem Wege kaum in ausreichender Stellung zu halten. Die Symptome eines Schädelhirntraumas bessern sich nach einer Extremitätenstabilisierung oft deutlich, möglicherweise als Folge einer rasch eintretenden Schmerzfreiheit (Adler-Petersen u. Haase 1974).

Dislozierte Frakturen bei Jugendlichen kurz vor dem Wachstumsabschluß, die sich nicht ausreichend einstellen lassen, sowie die im Wachstumsalter sehr selten auftretenden Pseudarthrosen, erfordern ebenfalls die Durchführung einer Osteosynthese.

Interponierte Sehnen, vor allem die lange Bicepssehne bei proximalen Humerusfrakturen und die Sehnen des M.extensor carpi radialis longus und brevis bei distalen Radiusschaftfrakturen, stellen bei geschlossenem Repositionsversuch im allgemeinen ein unüberwindliches Hindernis dar. Wegen meist ungenügender Frakturstellung und des zu erwartenden Funktionsausfalls werden diese Frakturen offen reponiert und mit einer Minimalosteosynthese fixiert (Hertel u. Schweiberer 1976). Eine Interposition von Muskelgewebe bedeutet noch keinen Grund zu einem operativen Eingreifen (Blount 1957; Vontobel et al. 1961).

Einseitige Frakturen der medialen proximalen Tibiametaphyse führen zu einem Mehrwachstum der verletzten Seite und verursachen eine Valgusfehlstellung, die sich auch im Verlaufe des weiteren Wachstums nicht ausgleicht. Am distalen Humerus werden entsprechende einseitige Frakturen mit Fehlwachstum beobachtet. Am Tibiakopf konnte durch Naht des eingeschlagenen Periosts mitsamt dem einstrahlenden Pes anserinus in einigen Fällen ein Fehlwachstum verhindert werden (Weber et al. 1978). Der einseitige metaphysäre Frakturtyp gehört nach den bisherigen Erkenntnissen deshalb ebenfalls zu den Frakturformen, die einer operativen Behandlung zuzuführen sind.

Seit Einführung moderner Osteosyntheseverfahren durch die Arbeitsgemeinschaft für Osteosynthesefragen (AO) vor etwa 20 Jahren werden in streng ausgewählten Fällen auch Osteosynthesen im dia- und metaphysären Bereich des wachsenden Knochens durchgeführt. Die Auswirkungen der Osteosynthese auf Ernährung und Frakturheilung des wachsenden Knochens sowie die Beeinflussung des weiteren Wachstums wurden bisher nur vereinzelt im Experiment untersucht (Wilde et al. 1973, 1975, 1977). Weitere Untersuchungen zur Beurteilung von Vor- und Nachteilen einer Osteosynthese im Wachstumsalter schienen uns erforderlich. Für die hier durchgeführten Experimente ergaben sich folgende Fragestellungen:

a) Entstehen Nekrosen unter Cerclagen, Ligaturen und Plattenosteosynthesen?
b) Welche Folgen ergeben sich aus der Zerstörung des periostalen und medullären Gefäßsystems?
c) Wird die Skelettentwicklung durch Osteosynthesematerial behindert?
d) Beeinflussen isolierte Periostverletzungen das Längenwachstum?

2 Experimentelle Grundlagen der Regeneration am wachsenden Skelett

2.1 Morphologie und Physiologie des wachsenden Knochens

Die wahrscheinlich erste Untersuchung über das Längenwachstum des Knochens wurde von Hales (1727) durchgeführt. Nach Bohrung von zwei Löchern in die Diaphyse eines Kükenknochens fand er 2 Monate später, daß sich der Abstand der Löcher nicht vergrößert hatte, während der gesamte Knochen um ein Inch gewachsen war. Durch Duhamel (1743) und Hunter (1772) wurde bestätigt, daß der verkalkte Knochen nicht interstitiell wachsen kann und daß seine Längenzunahme nur von den unverkalkten Knorpelzonen ausgeht. Müller beschrieb 1858 die Verkalkung des Epiphysenknorpels als den grundlegenden Mechanismus des Wachstums. Kölliker (1873) erkannte im periostalen Anbau und endostalen Abbau entscheidende Funktionen zur Formgestaltung des Knochens. Er beobachtete überdies, daß auch endostale Appostion und periostale Resorption auftreten können. Der differenzierte Mechanismus der endgültigen Formgebung des Knochens wurde von Enlow (1963) und Schenk (1978) beschrieben. Bei sich streckenden Knochen führen einseitiger periostaler Anbau und endostaler Abbau sowie entsprechender endostaler Anbau und periostaler Abbau auf der Gegenseite zu einer Verlagerung des Schafts, zu einer sog. corticalen Drift.

Das Periost ist nur im Bereich der Epiphysen fest mit der Unterlage verwachsen, während es in der diaphysären Zone locker mit dem umhüllten Organ verhaftet ist (Hammersen u. Seidemann 1964). Mit dem Wachstum des Knochens ist eine Längenzunahme des Periosts verbunden, das jedoch nicht appositionell, sondern nur interstitiell wachsen kann (Lacroix 1951; Brookes 1971). Infolge der unterschiedlichen Wachstumsvorgänge treten Spannungen und Verschiebungen zwischen Periost und Knochen auf, erkenntlich an dem schrägen Verlauf der A.nutricia (Brookes 1971) und an den in die Länge gezogenen Capillarmaschen des Periosts (Hammersen u. Seidemann 1964). Da das Wachstum in den beiden Epiphysenfugen eines Knochens in der Regel nicht gleich schnell abläuft, liegt die neutrale Zone des Periosts, jene Zone, an der keine Verschiebung zum Knochen stattfindet, näher an der langsamer wachsenden Fuge (Lacroix 1948).

In der zunächst rein knorpeligen Epiphyse wird durch das Auftreten des Knochenkerns der Gelenkknorpel vom Wachstumsknorpel getrennt. Der Rand bleibt vom Perichondrium bedeckt. Das Perichondrium ist eine appositionelle Zuwachszone, welche die Wachstumsfuge in transversaler Richtung verbreitert (Schenk 1978). Das Wachstum der Epiphyse selbst erfolgt durch den Gelenkknorpel (Siegling 1941). Die Proliferationszone liegt dabei nahe, aber nicht direkt an der Gelenkfläche (Schenk 1978).

Die zentrale Steuerung des Epiphysenknorpelwachstums erfolgt über Hormone. Eine fördernde Wirkung übt vor allem das somatotrope Hormon aus. Bei Entzug des Wachstumshormons tritt eine Verschmälerung der Germinativ- und Proliferationszone des Epiphysenknorpels ein (Trueta 1972). Thyroxin wirkt ebenfalls wachstumsfördernd, während Corticosteroide das Wachstum hemmen (Ecke 1967; Schenk 1978). Der Einfluß von Androgenen und Östrogenen ist komplexer Natur.

Die Ernährung der Corticalis erfolgt auf zwei unterschiedlichen Wegen. Während des appositionellen Wachstums werden primäre Osteone gebildet und in den Knochen eingemauert. Sie bleiben mit ihrem Mutterboden, dem Periost oder dem Endost, über Gefäße verbunden. Mit dem Auftreten von sekundären Osteonen ändert sich das Gefäßverteilungsmuster. Ihre Ausbildung wird eingeleitet durch weite Resorptionskanäle, die überwiegend vom Markraum aus in die Corticalis eintreten und dann parallel zur Längsachse vordringen. Die Resorptionskanäle werden durch konzentrische Lamellen aufgefüllt. Es entstehen die typischen Haversschen Systeme oder sekundären Osteone. Damit wird die weitaus größte Zahl der endgültigen Osteone in ihrer arteriellen Versorgung an die Gefäße des Markraums angeschlossen (Schenk 1978). Tueta (1963) stellte fest, daß nicht nur im ausgewachsenen, sondern auch im wachsenden Knochen weitgehend unabhängig vom Alter die inneren zwei Drittel der Corticalis vom medullären Gefäßsystem ernährt werden.

Die Ernährung der Germinativ- und Proliferationszone erfolgt über das epiphysäre Gefäßsystem. Von den Gefäßen in der Metaphyse, vor allem den Aufzweigungen der A.nutricia, geht die vasculäre Invasion der hypertrophen Knorpelzellen aus (Trueta u. Morgan 1960; Schenk 1976). Die metaphysären Gefäße sind außerdem für die Verkalkung der longitudinalen intercolumnären Septen zwischen den nicht mehr teilungsfähigen hypertrophen Knorpelzellen, die kurz vor der Eröffnung stehen, verantwortlich. Durch Verzahnung der Knorpelzellsäulen mit den Kalksepten wird die Stabilität in dieser gefährdeten Region erhöht.

2.2 Umbauvorgänge bei Fehlstellungen

Unter physiologischen Verhältnissen treten im Knochen vornehmlich Druckkräfte auf: Die Knochenachse stimmt entweder mit der Traglinie überein oder Biegekräfte werden durch Zuggurtung in Druckkräfte umgeformt, wie dies beispielsweise am Femur durch den Tractus ileotibialis geschieht (Pauwels 1965; Klapp et al. 1975). Bei frakturbedingter Achsfehlstellung tritt neben dem axialen Druck eine Biegebeanspruchung auf. Um dieser Beanspruchung standzuhalten, reagiert der Knochen im diaphysären Bereich mit Umbauvorgängen, indem auf der stärker belasteten Seite Knochen angebaut und auf der entlasteten Seite Knochen resorbiert wird. Dieses Phänomen, besonders ausgeprägt am wachsenden Skelett zu beobachten, wurde erstmals 1892 von Wolff in seiner Abhandlung „Das Gesetz der Transformation der Knochen" beschrieben. Roux bestätigte 1895, daß im Knochenbau das Prinzip der größten Materialersparnis verwirklicht werde. Bei Fehlstellungen trete ein gerichteter Knochenumbau ein in der Weise, daß unter geringstem Materialaufwand eine größtmögliche Stabilität erzielt werde. Pauwels (1965) bezeichnete in einer quantitativ mechanischen Analyse die Knochenkonstruktion als idealen Leichtbau.

Über die Wirkung von vermehrtem oder vermindertem Druck auf eine Epiphysenfuge bestehen widersprüchliche Auffassungen. Hueter (1862) und von Volkmann (1862) kommen zu dem Schluß, daß unter Entlastung von physiologischem Druck ein vermehrtes Längenwachstum auftrete. Stark erhöhter Druck führe dagegen zu einer Wachstumshemmung. Wolff (1892) widerspricht dieser Theorie und betont die Gültigkeit des Transformationsgesetzes für den gesamten Knochen, also auch für den Bereich der Epiphysenfugen. Überall, wo Druck und Zugspannungen auf den Knochen wirken, finde eine Knochenbildung statt. Druckentlastung verursache einen Schwund von Knochensubstanz, da diese statisch überflüssig werde. Diese, bis ins vorige Jahrhundert zurückreichende Meinungsverschiedenheit konnte bis heute nicht endgültig geklärt werden.

Experimentelle Untersuchungen mit steigendem und letztlich unüberwindlichem Druck auf eine Epiphysenfuge, hervorgerufen durch Fesselung mit einer Klammer (Blount u. Clark 1949) oder einer Drahtschlinge (Gelbke 1950) ergeben eine Verschmälerung der Wachstumsfuge bis hin zum Verschluß. Ein ausweichendes defomierendes Wachstum des Korpels wurde dabei nicht beobachtet.

Arkin und Katz (1956) stellten fest, daß bereits leichter oder intermittierender Druck das epiphysäre Wachstum verlangsamen oder behindern kann, während beträchtlicher Druck erforderlich ist, das Knorpelwachstum vollständig zu stoppen. Befreiung vom normalen Gewichtsdruck führt entsprechend ihren Beobachtungen zum Mehrwachstum. Mit ihren Ergebnissen stimmen Arkin und Katz mit der Hueter-Volkmannschen Theorie überein.

Durch Distraktion des Wachstumsknorpels mit einer Stahlfeder konnte Porter (1978) ein Mehrwachstum der betroffenen Seite beobachten.

Pauwels (1965) kommt nach biomechanischen Überlegungen über den Ausgleich durch Längenwachstum zu einer gegenteiligen, eher der Wolffschen Theorie entsprechenden Auffassung. Nach seinen Beobachtungen wächst die Epiphysenfuge vermehrt auf der Seite des stärkeren Drucks, bis die Wachstumszone wieder senkrecht zum einwirkenden Druck steht und ein Ausgleich der Druckspannungen erreicht ist.

Karaharju et al. (1976) wiesen bei experimentellen Fehlstellungen an wachsenden Hunden nach, daß etwa die Hälfte der Korrektur eines Achsfehlers von dem ausgleichenden Wachstum der Epiphysenfugen getragen wird. Es wird jedoch nicht näher erörtert, welche Kraft für das ausgleichende Wachstum verantwortlich ist.

2.3 Stimulation des Wachstums

Von Volkmann (1862) und Ollier (1867) veröffentlichten als erste das Phänomen eines vermehrten Längenwachstums nach einer Fraktur. Als stimulierender Faktor gilt seit Levander (1929) eine Hyperämie im Bereich des Wachstumsknorpels. Die Zellen, deren Aktivität allein für das Wachstum verantwortlich ist, sind die Germinativzellen des Epiphysenknorpels, die von den epiphysären Gefäßen ernährt werden (Trueta u. Amato 1960). Über den perichondralen Ring anastomosieren die Epiphysengefäße mit den periostalen und metaphysären Gefäßen und werden auf diesem Wege von einer Hyperämie im Frakturgebiet erreicht. Auf die vermehrte Zufuhr von Nahrungsstoffen reagieren die Germinativzellen mit vermehrter Teilung (Trueta 1972).

Bei diaphysären Osteomyelitiden tritt ebenfalls ein Mehrwachstum auf (Paget 1863; Ollier 1867; Trueta 1953). Als Ursache wird ebenfalls eine Hyperämie angesehen.

Experimentell konnte nach einem wachstumsstimulierenden Eingriff eine Hyperämie der Epiphyse nachgewiesen werden (Hansson et al. 1968). Davon ausgehend, daß der Wärmetransport in einer Gewebezone durch den Blutstrom beeinflußt wird, konnte nach Einbau eines thermischen Meßkörpers eine Korrelation zwischen Knochendurchblutung und Wachstumskurve festgestellt werden.

Längenunterschiede der Extremitäten, vor allem der Beine, waren Anlaß zu zahlreichen Maßnahmen, diese Differenz auszugleichen. Neben der operativen Verkürzung des längeren Beins wurden Versuche durchgeführt in der Absicht, das kürzere Bein zum Mehrwachstum anzuregen. Richards und Stofer (1959) konnten nach Wärmeapplikation auf die Wachstumszonen ein Mehrwachstum beobachten, während Ring und Lee (1958) bei ähnlichem

Vorgehen keine Stimulation feststellten. Röntgenbestrahlung führte in keinem Falle zu einer Wachstumsvermehrung (Dahl 1936; Barr et al. 1943).

Trueta (1953) konnte bei Verlaufsbeobachtungen von Osteomyelitiden im Wachstumsalter eine Abhängigkeit zwischen Mehrwachstum und Verlegung des Markraums feststellen. Nach Ausbildung einer neuen Markhöhle war das ungleiche Wachstum beendet. Aufgrund dieser Beobachtungen wurden Markhöhlenblockaden mit Knochentransplantaten durchgeführt. Das Mehrwachstum betrug in Einzelfällen bis zu 4 cm (Trueta 1972). Klinisch und experimentell wurde dieser Effekt von Stahl (1957) und Hansson (1967) bestätigt. Nach metaphysärer Implantation von Elfenbeinchips wurde jedoch nur ein geringes Mehrwachstum in den ersten 6 Monaten beobachtet (Carpenter u. Dalton 1956).

Eine arteriovenöse Fistel zwischen A. und V.femoralis superficialis führt zu einer signifikanten Zunahme der epiphysären und periostalen Apposition sowie einer Erweiterung der Markhöhle und einem vermehrten Haversschen Umbau (Kelly et al. 1959; Vanderhoeft 1963). Die geänderte Hämodynamik mit Hypertrophie der Arterien und Venen wird für die Veränderungen verantwortlich gemacht. Trueta (1953) interpretiert dieses Phänomen als Folge erhöhten venösen Drucks, der zu vermehrter Transsudation ins Gewebe führt und eine überreiche Ernährung der Germinativzellen verursacht.

Die wohl älteste Methode, ein Mehrwachstum zu provozieren, ist die Ablösung oder Entfernung des Periosts von der Diaphyse (Ollier 1867; Wu u. Miltner 1937; Lacroix 1947; Brodin 1955; Sola et al. 1963; Yabsley u. Harris 1965; Silbermann et al. 1967). Zweimalige Periostablösung im Abstand von 2 Monaten führt zu einer weiteren Wachstumszunahme, ist jedoch mit der Gefahr von pathologischen Frakturen verbunden. Auch bei diesem Verfahren gilt die Störung der Blutversorgung mit nachfolgender Hyperämie als Ursache der Stimulation (Sola et al. 1963; Trueta 1972).

Durch Anbohren der proximalen Tibiametaphyse beim Kaninchen konnte Hedström (1969) ein leichtes Mehrwachstum in der proximalen und ein stärkeres Mehrwachstum in der distalen Epiphysenfuge hervorrufen. Ein entsprechendes Mehrwachstum der verletzungsfernen Epiphysenfuge war nach Anbohren der distalen Metaphyse zu beobachten. Nach Hedströms Interpretation werden die Gefäße, die mit der benachbarten Epiphyse in Verbindung stehen, so schwer geschädigt, daß keine oder nur eine geringe Hyperämie auftreten kann, während sich die Hyperämie an der entfernten Epiphyse manifestiert.

Crilly (1972) erzielte nach querer Durchtrennung des Periosts an der Metaphyse des Radius von Küken ein Mehrwachstum, welches nach Längsincision des Periosts jedoch nicht zu beobachten war. Im Anschluß an die quere Periostdurchtrennung trat zunächst ein Mehrwachstum in der benachbarten Epiphysenfuge auf; nach wenigen Wochen verlagerte sich das Mehrwachstum zur gegenüberliegenden Wachstumszone. Diese Befunde lassen sich allein mit der Theorie der Hyperämie als entscheidender Wachstumsstimulation nicht erklären. Nach Auffassung von Crilly übt das Periost, das an beiden Epiphysen jenseits der Wachstumszone fixiert ist und unter beträchtlicher Spannung steht , einen zügelnden Einfluß auf den Wachstumsknorpel aus. Durch quere Incision wird die Zügelung gelockert und der Knorpel beginnt vermehrt zu wachsen. Die neutrale Zone, jene Stelle, an der das Periost während der Wachstumsvorgänge keine Verschiebung zum Knochen erfährt, wird durch die Wachstumsrate der auseinanderstrebenden Epiphysenfugen bestimmt (Lacroix 1948). Sie liegt, da die Wachstumsgeschwindigkeit an beiden Enden unterschiedlich ist, mehr an der Epiphysenfuge mit dem geringeren Wachstum. Nach Ruptur oder Incision des Periosts erfolgt im Verlaufe der Heilungsvorgänge eine Anheftung des Periosts an den Knochen im Bereich der Verletzungsstelle, wodurch eine neue neutrale Zone entsteht.

Die Länge des periostalen Zügels bestimmt nun das weitere Wachstum der Epiphysenfugen. Hierdurch erklärt sich, daß nach Abschluß der Heilung in der verletzungsfernen Wachstumszone ein Mehrwachstum stattfindet, während verletzungsnah die Wachstumsrate unter den normalen Wert sinken kann (Crilly 1972).

2.4 Vascularisation des wachsenden Knochens nach Ausschaltung einzelner Gefäßsysteme

Eine Traumatisierung des Knochens geht mit einer Verletzung der ernährenden und ableitenden Gefäße einher. Durch einen zusätzlichen operativen Eingriff muß mit einer weiteren Gefäßschädigung gerechnet werden. Es ist nicht auszuschließen, daß Osteosynthesematerial die Revascularisation stört und somit die reparativen Vorgänge behindert. Wilde et al. (1977) beobachteten nach subperiostaler Plattenanlage an Radius und Tibia junger Schafe eine Teilnekrose der Corticalis mit Verschmälerung auf ein Fünftel ihrer ursprünglichen Stärke, während bei Plattenanlage auf das intakte Periost dieses Phänomen nicht auftrat.

Die Bedeutung einzelner arterieller Gefäßsysteme für die Ernährung der Diaphyse wurde von Trueta und Caladias (1964) am Radius wachsender Kaninchen untersucht. Nach Unterbrechung der A.nutricia und der metaphysären Gefäße trat unter ausschließlicher Versorgung durch die periostalen Gefäße eine Nekrose des Knochenmarks und der inneren Hälfte bis zwei Dittel der Corticalis auf. Periostal wurde bereits nach wenigen Tagen vermehrt lamellärer Knochen abgelagert. Neue Gefäße penetrierten in den Markraum, drangen von innen her wieder in die Corticalis ein und führten nach knapp 2 Wochen zur Abspaltung von Sequestern. Versuche an ausgewachsenen Kaninchen zeigten ein ähnliches Ausmaß an Nekrosen, die Reaktion verlief jedoch sehr viel begrenzter und langsamer.

Zur Erhellung der Rolle der A.nutricia beim wachsenden Knochen erfolgte die Ausschaltung der periostalen Gefäße durch Ablösen des Periosts und Umhüllen des Schafts mit einer Polyäthylenfolie sowie die Unterbrechung der metaphysären Gefäße durch Einsetzen von Kunststoffblöcken. Die A.nutricia wurde bei diesem Vorgehen sorgfältig geschont. Es zeigte sich, daß der Knochenquerschitt nicht mehr zunahm, da appositionelles Wachstum verhindert wurde. Die inneren zwei Drittel der Corticalis wiesen eine gute Vascularisation auf, während sich im äußeren Drittel bis Viertel histologisch Nekrosen darstellten (Trueta u. Caladias 1964).

Neben den Versuchen von Trueta und Caladias geben Experimente von Foster et al. (1951) sowie Silberman et al. (1967) Aufschluß über die Rolle der metaphysären Gefäße hinsichtlich der Ernährung der Diaphyse. An Kaninchen und Hunden im Wachstumsalter erfolgte die Unterbrechung der periostalen Gefäße und der A.nutricia. Übereinstimmend fand sich eine totale Nekrose des Markorgans und der Corticalis im mittleren Schaftanteil. Vergleichende Experimente an ausgewachsenen Tieren führten hingegen zu keinen wesentlichen Veränderungen. Es zeigte sich, daß die metaphysären Gefäße im Wachstumsalter nicht in der Lage sind, ausreichende Collateralen mit der A.nutricia zu bilden. Erst nach Eintritt der Reife und Schluß der Epiphysenfugen entwickeln sich Anastomosen zwischen epiphysären und metaphysären Gefäßen, die gemeinsam die A.nutricia bei Ausfall ersetzen können.

Unter gleicher Versuchsanordnung, zusätzlich mit Verhinderung einer Revascularisierung durch Umhüllen des Schafts mit einer Kunststoff-Folie, beobachteten Larson et al. (1961) am Femur wachsender Hunde nahezu regelmäßig eine pathologische Fraktur. Ohne

Folienumscheidung des Schafts wurde eine rasche Regeneration des Periosts beobachtet, das die Corticalis mit Gefäßen versorgte.

Die einfache Unterbrechung der A.nutricia an der Eintrittsstelle führt nach Bragdon et al. (1949) und nach Brookes (1960) zu umschriebenen Infarkten im Mark und den inneren Corticalisschichten. Trueta und Caladias (1964) sahen bei mikroangiographischen Untersuchungen am Radius junger und ausgewachsener Kaninchen keine wesentlichen Veränderungen. Das Ausbleiben schwerwiegender Schäden wird dadurch erklärt, daß im Erwachsenenalter die Ernährung über das metaepiphysäre Gefäßnetz aufrecht erhalten bleibt, während im Wachstumsalter die kompensatorische Zirkulation von den periostalen Gefäßen sichergestellt wird.

Die Berücksichtigung der venösen Drainage hat in den letzten Jahren zunehmend Beachtung gefunden. Der Abstrom aus dem Markorgan erfolgt über zentrale Sinus, die im Bereich der Metaphyse den Markraum verlassen. Der Abfluß der Corticalis erfolgt zentrifugal über die Periostvenen (Brookes 1971; Rhinelander 1974; Schweiberer 1978). Eine Zerstörung des Periosts verhindert den venösen Abstrom und stört gleichzeitig nach dem Prinzip eines geschlossenen Behälters den Bluteinstrom vom Medullarraum her in die Corticalis. Die Folge sind intracorticale Thrombosierungen und Corticalisnekrosen (Rhinelander 1974; Schweiberer 1978). Die Möglichkeit einer venösen Drainage der Corticalis über die Marksinus wird bei kompensatorischer Ernährung der Corticalis durch die periostalen Gefäße von Brookes (1971) und Rhinelander (1974) nicht ausgeschlossen.

Die unterschiedliche Bedeutung, die epiphysäres und metaphysäres Gefäßsystem für den Wachstumsknorpel besitzen, wurde von Trueta und Amato (1960) am Tibiakopf von Kaninchen festgestellt. Die Unterbrechung der einzelnen Gefäßsysteme wurde erreicht, indem entweder auf der epiphysären oder der metaphysären Seite parallel zur Fuge, aber ohne diese zu verletzen, die Trabekel durchtrennt wurden und zur Verhinderung einer Revascularisierung eine Kunststoff-Folie eingebracht wurde. Der Ausfall der epiphysären Gefäße hatte eine Nekrose der Knorpelzellsäulen zur Folge. Bei kleinen Nekroseherden rückten die benachbarten Knorpelzellsäulen zusammen und konnten den Defekt schließen. Größere Nekrosen führten zur Invasion von metaphysären Gefäßen und zur Ausbildung einer knöchernen Brücke.

Nach Unterbrechung der metaphysären Gefäße wurde eine Akkumulation der hypertrophen Knorpelzellen beobachtet, die mit einer Verbreiterung der Epiphysenfuge einherging. Nekrosen der Knorpelzellen traten nicht auf. Die wesentliche Funktion der metaphysären Gefäße wird in ihrer Beteiligung an der Calcifizierung der Matrix, der Entfernung der degenerierten Knorpelzellen und der Ablagerung von lamellärem Knochen an den intercolumnären Septen gesehen. Ohne Blutzufuhr auf der metaphysären Seite findet keine Verknöcherung statt (Trueta u. Amato 1960).

Im frühen Entwicklungsstadium entstammen alle auf der metaphysären Seite zum Epiphysenknorpel ziehenden Gefäße der A.nutricia. Mit zunehmender Entwicklung bilden sich eigenständige Metaphysengefäße, die über transcorticale Anastomosen von den Periostgefäßen ausgehen. Sie übernehmen vom Rande her die Funktion der Äste der A.nutricia (Lewis 1956). Im Erwachsenenalter wird die metaphysäre Region nicht mehr von der A.nutricia versorgt (Trueta u. Harrison 1953).

Nach zirkulärer Periostablösung im Schaftbereich der Kaninchentibia, verbunden mit einer Zerreißung der A.nutricia an der Eintrittspforte, sowie nach geschlossenen dislozierten Schaftfrakturen beobachteten Yabsley und Harris (1965) eine zentrale Verbreiterung des Tibiakopfepiphysenknorpels. Es bestand eine zentrale avaskuläre Zone in der Metaphyse, die innerhalb von 4—7 Tagen von den Metaphysengefäßen revascularisiert wurde. Spätestens nach 15 Tagen war die Knorpelverbreiterung wieder abgebaut. Die epiphysären Gefäße zeigten eine Zunahme ihres Querschnitts und drangen tiefer zwischen die Zellen der Germinativ- und Proliferationszone ein. Diese Veränderungen wurden nicht als Ausdruck einer allgemeinen Hyperämie, sondern als Antwort auf den vermehrten Nahrungsbedarf der verlängerten Knorpelzellsäulen interpretiert.

3 Eigene Experimente

3.1 Material und Methoden

Die Versuche wurden an insgesamt 61 Bastard-Hunden durchgeführt, deren Alter zum Zeitpunkt der Operation zwischen 2 1/2 und 4 1/2 Monaten lag. Das Körpergewicht betrug 7–11 kg. 3 Versuchstiere schieden aus der Beurteilung aus. Ein Hund starb an einer Virusinfektion, ein zweiter erlitt eine tödliche Reaktion nach Tetracyclinmarkierung, der dritte wurde mit einer Bißverletzung tot aufgefunden.

Die Operationen erfolgten in Intubationsnarkose mit einem Halothan-Lachgasgemisch. Im einzelnen wurden folgende Versuchsanordnungen durchgeführt:

a) Darstellung der physiologischen Vascularisation von Radius, Ulna, Humerus und Tibia des wachsenden Hundes. Der Femur wurde ausgeklammert, da insbesondere über die Vascularisation des Hüftkopfs beim Menschen in verschiedenen Altersstufen umfangreiche Untersuchungen von Trueta (1957) vorliegen.

b) Nach Abheben der Weichteile vom Periost wurden am periostgedeckten Radiusschaft distal vom Ansatz des M.supinator 2 Drahtcerclagen (Stärke 1 mm) im Abstand von 1,5 cm angelegt. Am linken Radius erfolgte die gleichartige feste Umschnürung des periostgedeckten Radiusschafts mit 2 Kunststoff-Fäden (Ethibond Stärke 0).

c) An der medialen Tibiametaphyse wurde in 3 Fällen eine einseitige Osteotomie durchgeführt. Zweimal erfolgte lediglich eine quer verlaufende semizirkuläre, 1 cm breite Periostresektion. Bei weiteren 2 Hunden wurde der Pes anserinus in Höhe des Kniegelenks durchtrennt. Bei den Kontrollversuchen wurde einmal eine längs verlaufende, 2 mm breite Periostresektion durchgeführt, im anderen Falle wurde das Periost nach querer Incision wieder vernäht.

d) Quere Osteotomie des Radius in Diaphysenmitte mit einer Oscillationssäge. Der Radius wurde gewählt, da hier wegen der stützenden Funktion der Ulna auf eine nachfolgende Ruhigstellung verzichtet werden konnte.

e) Quere Osteotomie des periostgedeckten Radius mit nachfolgender Osteosynthese durch eine 4-Loch-Drittelrohrplatte. Bei kräftigeren Hunden kam statt der Drittelrohrplatte eine kleine DC-Platte zur Anwendung.

f) Versuchsanordnung wie unter e) mit zusätzlicher, zirkulärer Deperiostierung des Radius auf gesamter Plattenlänge.

g) Zweifache Querosteotomie des Radius im Abstand von 1,5 cm. Das zylindrische Diaphysensegment wurde mitsamt dem ihm anhaftenden Periost herausgelöst und sofort wieder reponiert. Die Etagenfraktur wurde mit einer 5-Loch-Kompressionsplatte stabilisiert.

h) Versuchsanordnung wie unter g) mit zusätzlicher Deperiostierung des Zylinders.

Postoperativ wurden Röntgenaufnahmen der operierten Extremität und der Vergleichsseite durchgeführt. Die Versuchstiere wurden regelmäßig auf Gebrauchsfähigkeit des operierten Beins kontrolliert, das sie bereits nach wenigen Tagen wieder belasten konnten. Infektionen traten nicht auf. Die Dauer der Versuche betrug 1–9 Wochen. Hunde mit einer Versuchszeit von mehr als 6 Wochen wurden in der 5. Woche einer Röntgenkontrolle unterzogen.

Nach Abschluß der Versuchszeit wurden folgende Untersuchungsmethoden durchgeführt:

1) Mikroangiograhpie

Dieses Vefahren wurde von Trueta und Barclay (1947) entwickelt und von Göthman (1961), Rhinelander u. Baragry (1962) und Dambe (1971) modifiziert. Das Kontrastmittel Micropaque (Fa. Nicholas), Bariumsulfat mit einer Teilchengröße von 0.5 μ, wurde als 30%ige Suspension mit einer Ringer-Lösung infundiert. Es lassen sich Arterien und Arteriolen darstellen, bis hin in den capillären Bereich (Dambe 1971; van de Berg et al. 1972; Klapp et al. 1976; Schweiberer u. Schenk 1977).

Nur Gefäße, die sich zur Zeit der Infusion in funktionsfähigem Zustand befinden, werden mit Kontrastmittel gefüllt. Venen kommen nicht oder nur unvollständig zur Darstellung, da das Micropaque wegen des rascheren Abflusses nicht haften bleibt (Rhinelander 1974). Die Micropaque-Infusion erfolgte in intravenöser Narkose mit einem barbiturathaltigen Anästheticum (Trapanal) über beide Aa.brachiales mittels einer Braunüle. Zur Druckentlastung des Gefäßsystems wurde eine große Vene eröffnet. Die Gefäßdarstellung der hinteren Extremitäten erfolgte nach Laparotomie über einen Kathether, der in die distale Aorta eingeführt und nach proximal bis über den Abgang der Aa.iliacae communes vorgeschoben wurde. Der Infusionsdruck wurde bei 120 cm/H_2O konstant gehalten. Die Infusionen sistierten spontan nach etwa 3-4 Std. Die Extremitäten wurden amputiert und in 10%igem Formalin fixiert. Das Abpräparieren des Weichteilmantels erfolgte unter sorgfältiger Schonung des Periosts. Nach Anfertigen von Röntgenübersichtsaufnahmen wurde das Osteosynthesematerial entfernt. Lösemoment und Ausdrehmoment der Schrauben wurden mit einem Drehmomentschraubenzieher bestimmt. Die Meßgenauigkeit lag bei 0,5 cm/kg. Die vergleichende Längenmessung erfolgte anhand der Röntgenbilder sowie direkt an den Präparaten zwischen zwei parallel verschiebbaren Flächen. Die Entkalkung mit 5%iger Salpetersäure nahm 3–4 Wochen in Anspruch. Anschließend wurden die Präparate in 1 mm dicke Scheiben geschnitten, in der Mehrzahl in Längsrichtung, in einigen Fällen auch in querer Richtung. Die Röntgenaufnahmen der entkalkten Serienschnitte erfolgten mit weicher Bestrahlung (Dermopan-Gerät, Fa. Siemens) auf einem feingranulierten Röntgenfilm (Structurix D 4, Fa. Agfa-Gevaert).

2) Histologie

Die Versuchstiere wurden mit einer Überdosis eines barbiturathaltigen Schlafmittels getötet. Die zur Auswertung vorgesehenen Knochen wurden präpariert und in 10%igem Formalin fixiert. Röntgenkontrollen, Längenmessungen und Bestimmung von Löse- und Ausdrehmoment erfolgten wie vorbeschrieben. Die Entkalkung wurde mit Äthylen-Diamin-Tetra-Essigsäure (EDTA) durchgeführt (Sreebny u. Nikiforuk 1951). Mit dieser schonenden Methode bleibt die Struktur der Gewebe gut erhalten. Diese Methode ist jedoch zur Entkalkung mikroangiographierter Präparate nicht geeignet, da das Bariumsulfat mit herausgelöst wird. Nach der Entkalkung, die 2–3 Wochen in Anspruch nahm, wurden die

Präparate in Paraffin eingebettet. Es wurden Mikrotomschnitte von 7 μ angefertigt, die einer Azan- oder Goldner-Färbung unterzogen wurden.

3) Fluorescenzmikroskopie

Milch et al. beschrieben 1957 erstmals die Möglichkeit, Tetracycline nach intravitaler Applikation im ultravioletten Licht als goldgelben fluoreszierenden Streifen an der Mineralisationsfront des Knochens nachzuweisen. Die Tetracycline besitzen die Eigenschaft, mit frisch verkalkendem Knochenmineral eine Komplexbildung einzugehen (Kämmerer u. Eger 1965). Es wurden weitere Substanzen entdeckt und entwickelt, die sich ebenfalls in der Knochenneubildungszone ablagern und im ultravioletten Licht mit unterschiedlichen Farben fluoreszieren. Hierdurch ergibt sich die Möglichkeit einer polychromen Fluorescenzmarkierung mit Darstellung der verschiedenen Stadien eines Knochenumbaus (Rahn u. Perren 1970, 1971, 1972).

Die zur Fluorescenzmikroskopie vorgesehenen Versuchstiere wurden nach folgendem Schema markiert:

3. postoperative Woche: Calcein grün 20 mg/kg KG,
5. postoperative Woche: Tetracyclin (Achromycin) 25 mg/kg KG,
8. postoperative Woche: Xylenolorange, 90 mg/kg KG.

Nach Beendigung der Versuchszeit wurde zusätzlich eine Mikroangiographie mit Micropaque durchgeführt. Die Knochen wurden in 70%iger Alkohollösung fixiert. Nach Zurechtsägen kleinerer, bis zu 3,5 cm langer Präparate wurden diese in Methacrylsäureester eingebettet (Boellaard u. von Hirsch 1959). Von den eingebetteten Knochenstücken wurden mit einem Innenlochsägemikrotom (Fa. Leitz) 100–150 μ dicke Präparate angefertigt. Die Präparate wurden zwischen aufgerauhten Glasscheiben auf eine Dicke von durchschnittlich 70 μ herabgeschliffen. Die Auswertung erfolgte mit einem Auflicht-Fluorescenzmikroskop (Fa. Zeiss). Die Schliffpräparate ließen sich ebenfalls mikroangiographisch auswerten.

3.2 Ergebnisse der Versuchsserien

3.2.1 Physiologische Vascularisation von Radius, Ulna, Humerus und Tibia des wachsenden Hundes

Radius: Im Übersichtsangiogramm des unverletzten Radius dominiert die A.nutricia, die die Corticalis auf der Ulnarseite etwa in Höhe des proximalen Drittelpunkts in schräger Richtung durchkreuzt (Abb. 1). Unmittelbar nach Erreichen des Medullarraums teilt sich die A.nutricia in einen nach proximal und einen nach distal gerichteten Ast. Das proximale Gefäß teilt sich wenig später in zwei fast gleichstarke Arterien, von denen kleinere Gefäße abgehen. Nach distal zu bleibt der Hauptstamm der A.nutricia im mittleren Schaftdrittel erhalten. Er verläuft korkenzieherartig geschlängelt und zweigt sich in Höhe des distalen Drittelpunkts weiter auf. Beiderseits wird die gesamte Metaphyse bis hin zur Epiphysenfuge von Ästen der A.nutricia versorgt. Im Übersichtsangiogramm werden keine metaphysären Gefäße erkennbar.

Neben der A.nutricia verlaufen im Canalis nutricius Vasa vasorum, die netzartig angeordnet sind und mit Ästen in die Corticalis eindringen können (Abb. 2). Nach Erreichen des Markraums treten Aufzweigungen der A.nutricia vorwiegend senkrecht in den Volkmannschen Kanälen in die Corticalis ein und versorgen etwa in den inneren zwei Dritteln die Gefäße in den Haversschen Kanälen (Abb. 3a und b, Abb. 4). Die periostalen Gefäße, die teils längs, teils zirkulär gerichtet sind, dringen flach in die Corticalis ein und versorgen das äußere Drittel. Im Bereich der Kontaktzone mit den medullären Gefäßen treten feine Anastomosierungen auf.

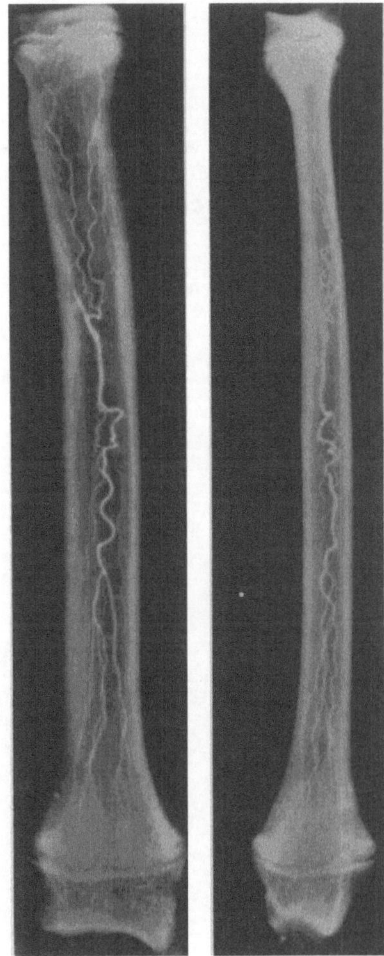

Abb. 1. Übersichtsangiogramm eines unverletzten Hunderadius im Wachstumsalter. Die A.nutricia tritt in Höhe des proximalen Drittelpunkts in den Markraum ein. Sie stellt mit ihren Verzweigungen das dominierende Gefäßsystem der Diaphyse und der Metaphyse dar

Abb. 2. Canalis nutricius eines Hunderadius. Er enthält neben der Arteria nutricia Vasa ▷
vasorum, die in die Corticalis einzudringen vermögen. In der unteren Bildhälfte werden
Markraum und Gegencorticalis erkennbar. Mikroangiogramm, unentkalkter Knochenschliff, 70 μ. Vergr. 40:1

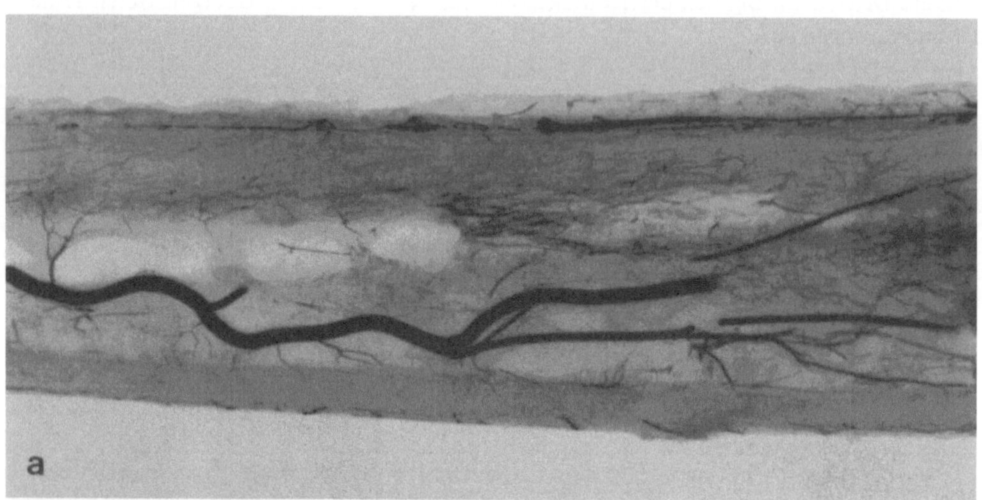

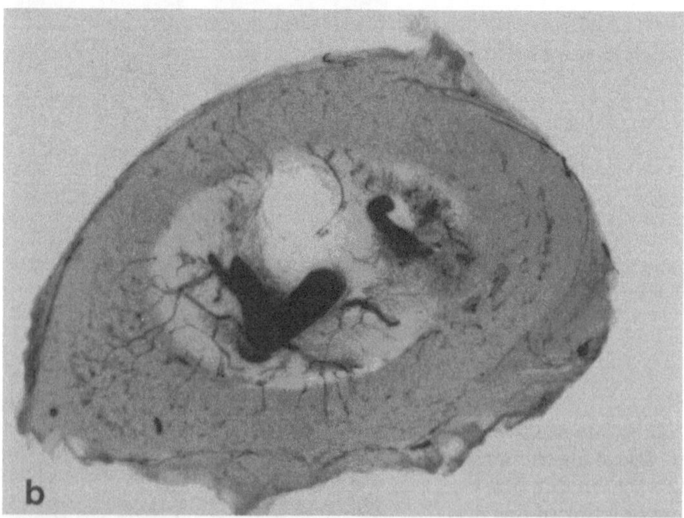

Abb. 3 a,b. Radiusschaft eines wachsenden Hundes. Die inneren zwei Drittel der Corticalis
werden von medullären Gefäßen versorgt, das äußere Drittel ist an die Periostgefäße angeschlossen. Mikroangiogramme, entkalkte Knochenschnitte, 1 mm
a Längsschnitt
b Querschnitt

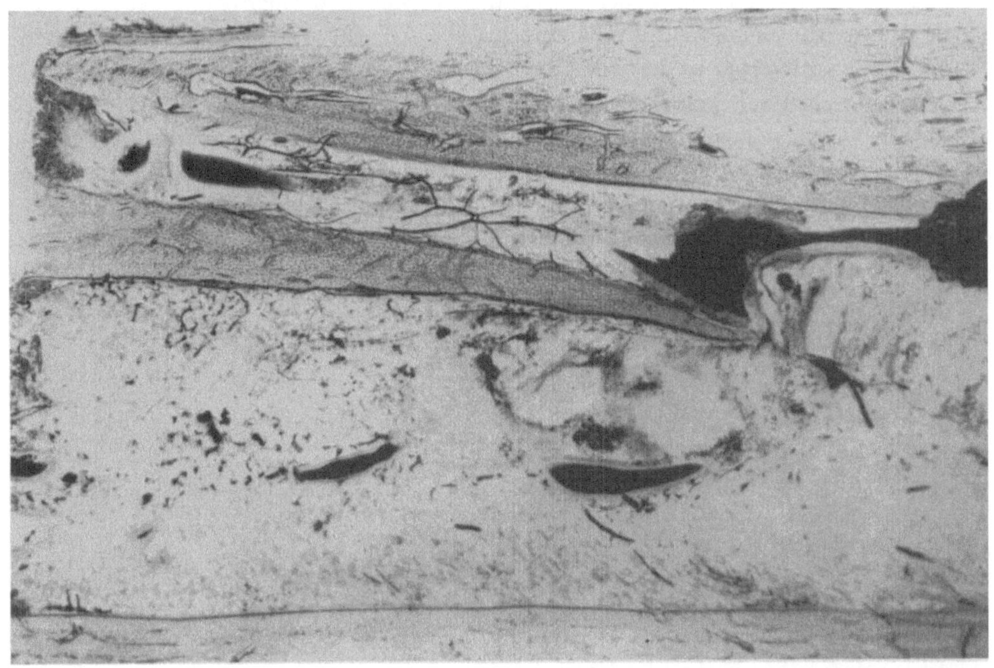

Abb. 2

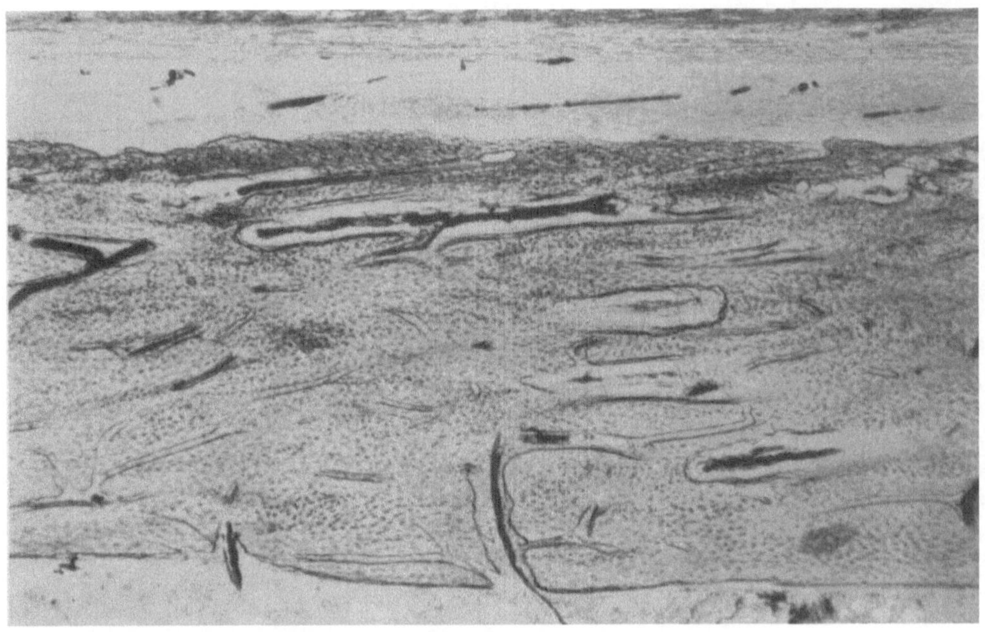

Abb. 4. Längsschnitt durch die Radiusschaftcorticalis eines wachsenden Hundes. Am oberen Bildrand kommen flach in die Corticalis eindringende, periostale Gefäße zur Darstellung. In der unteren Bildhälfte werden Volkmannsche und Havers'sche Kanäle erkennbar. Mikroangiogramm, unentkalkter Knochenschliff, 7 μ. Vergr. 40:1

16

In Höhe der distalen Metaphyse verläuft ein Gefäßring, der die metaphysären Gefäße
speist (Abb. 5). Diese bleiben jedoch hinsichtlich Anzahl und Querschnitt deutlich hinter den Aufzweigungen der A.nutricia zurück (Abb. 6). Die Versorgung der Metaphyse
bis zum Epiphysenknorpel ist im wesentlichen Aufgabe der Äste der A.nutricia. Die Gefäße ziehen zwischen den Trabekeln direkt in Richtung auf die Knorpelschicht, indem sie
sich ständig weiter verzweigen. Zuletzt verlaufen sie zwischen den verkalkten intercolumnären Septen bis an das Ende der Knorpelzellsäulen heran und erfahren hier eine
kleine kolbige Auftreibung (Abb. 7 und 8). Bei dem teilweise zu beobachtenden Übertritt
des Kontrastmittels in den venösen Schenkel kommen sinusoidale Strukturen in der Metaphyse zur Darstellung (Abb. 6).

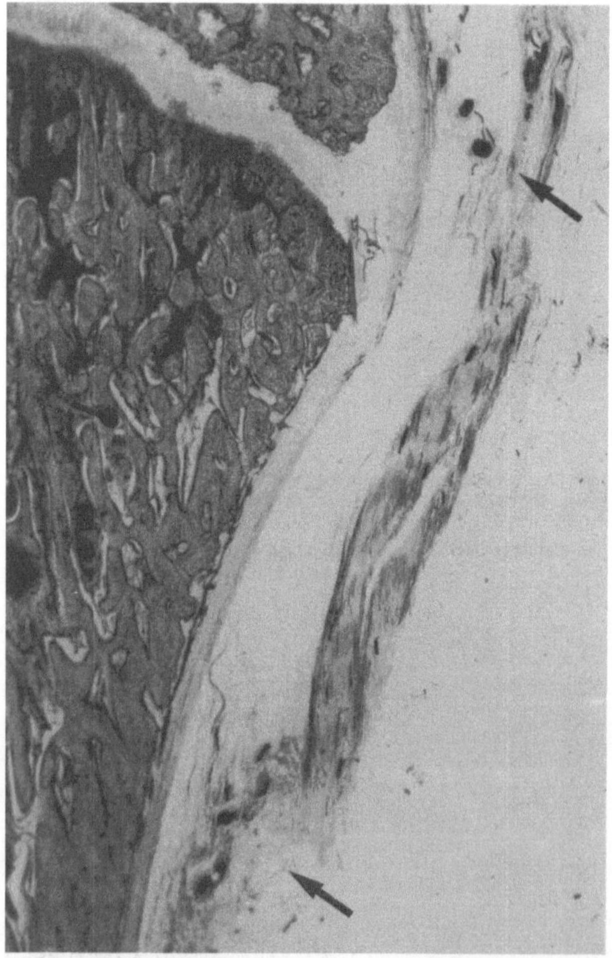

Abb. 5. Distale Radius-Metaphyse mit quer angeschnittenem perichondralem und metaphysärem Gefäßring (*s. Pfeile*). Mikroangiogramm, unentkalkter Knochenschliff 70 μ. Vergr.
16:1

Von einem perichondralen Gefäßring, der in Höhe des Epiphysenknorpels verläuft, nehmen die Epiphysengefäße ihren Ausgang (Abb. 5 und 6). Sie verlaufen quer durch die Epiphyse und geben nach proximal zum Wachstumsknorpel sowie nach distal zur Gelenkfläche hin ständig Gefäße ab. Die zum Epiphysenknorpel gerichteten Gefäße bilden über der den Knorpel abdeckenden Knochenendplatte ein dichtes Netz. Von hier aus dringen in gewissen Abständen Gefäße durch die Knochenendplatte hindurch, so daß ein arkadenförmiges Bild entsteht (Abb. 6). Die perforierenden Gefäße teilen sich weiter auf und reichen mit ihren Endverzweigungen bis an die Germinativzone des Wachstumsknorpels heran (Abb. 8).

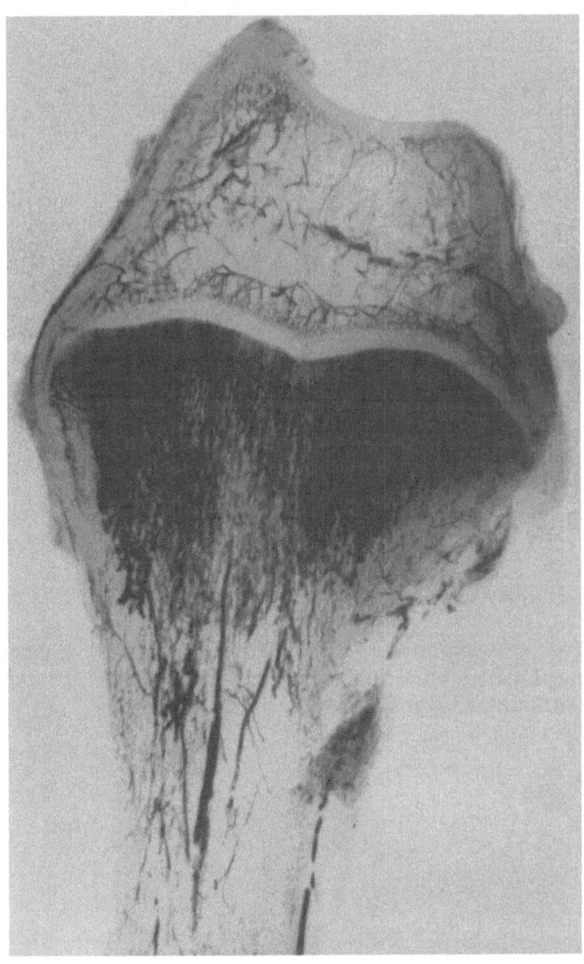

Abb. 6. Distales Radiusende eines wachsenden Hundes. Auch in der Metaphyse finden sich kräftige Äste der A.nutricia. Die epiphysären Gefäße bilden einen arkadenförmigen Saum über dem Wachstumsknorpel. Mikroangiogramm, entkalkter Knochenschnitt, 1mm

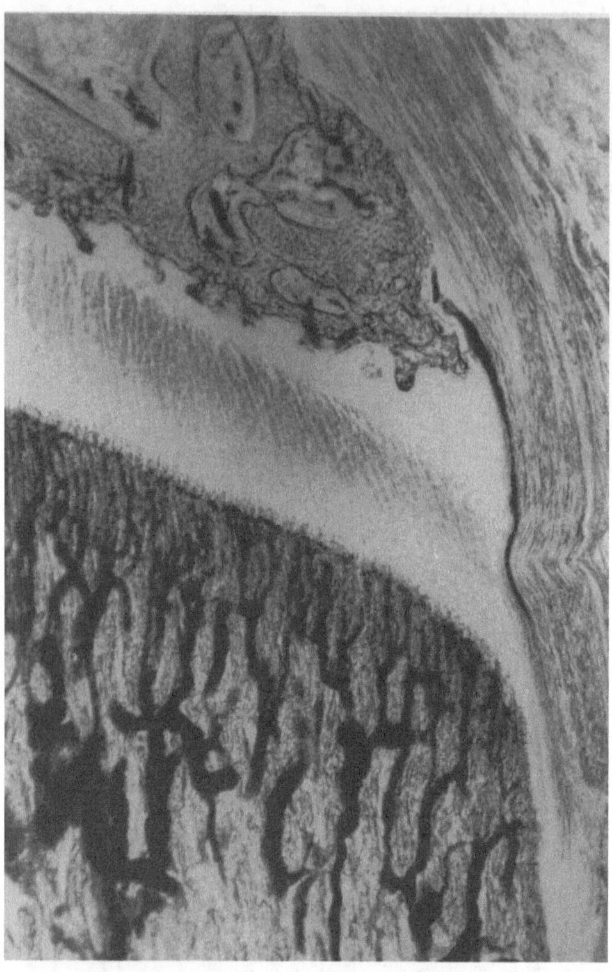

Abb. 7. Metaphysäre, zum Wachstumsknorpel ziehende Gefäße. Epimetaphysäre Anastomose im Perichondrium. Kräftiges Periost in Höhe der Wachstumsfuge. Mikroangiogramm, unentkalkter Knochenschliff, 70 μ. Vergr. 40:1

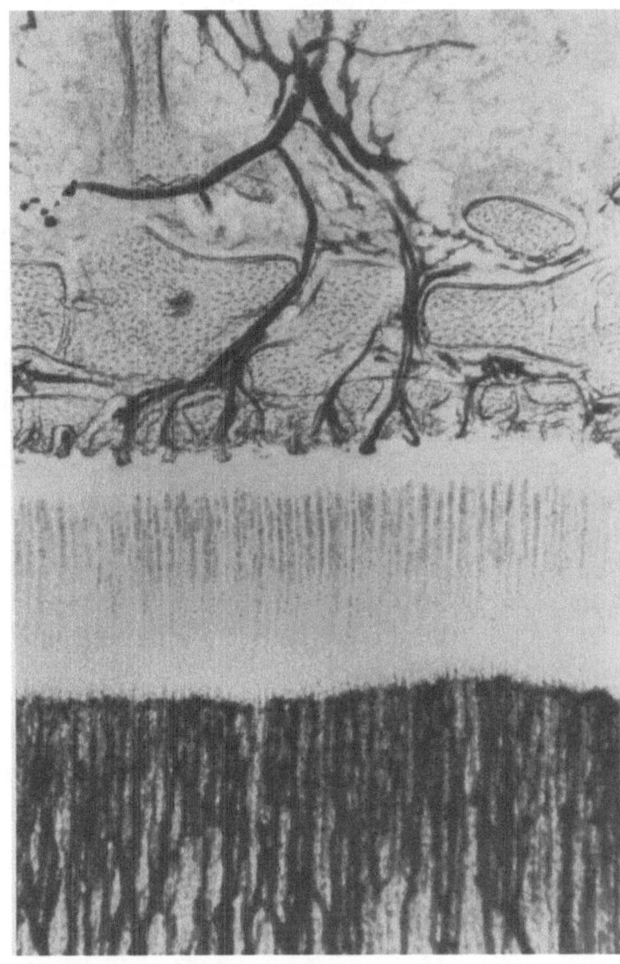

Abb. 8. Metaphysäre und epiphysäre Gefäße. Die metaphysären Gefäße verlaufen geradlinig zwischen den intercolumnären Septen auf den Knorpel zu. Die epiphysären Gefäße durchbrechen die Knochenendplatte und verzweigen sich noch wenige Male, so daß die Äste in etwa gleichen Abständen an die Germinativzone herantreten können. Mikroangiogramm, unentkalkter Knochenschliff, 70 μ. Vergr. 40:1

20

Die zur Gelenkfläche ziehenden Gefäße durchdringen ebenfalls die dichter werdende Knochenstruktur. Sie nehmen jedoch keine solch enge Beziehung zum Gelenkknorpel auf, wie dies auf der epiphysären und metaphysären Seite des Wachstumsknorpels der Fall ist (Abb. 9).

Direkte, die Epiphysenfuge kreuzende Anastomosen zwischen metaphysärem und epiphysärem Gefäßsystem werden am distalen Radius sowie an den meisten anderen Epiphysenfugen im Gegensatz zum ausgewachsenen Knochen nicht beobachtet. Eine nennenswerte Anastomosierung besteht nur über die metaphysären und epiphysären Gefäßringe, die miteinander und mit den Periostgefäßen in Verbindung stehen (Abb. 6 und 7).

Am proximalen Ende des Radius findet sich ein entsprechendes Bild (Abb. 10). Auch hier fällt das Überwiegen der Äste der A.nutricia für die Versorgung der Metaphyse auf, während die eigentlichen metaphysären Gefäße, die vom Periost ausgehen, sehr zart sind. Im metaphysären und epiphysären Bereich ist ein Übertritt des Kontrastmittels auf die venöse Seite zu beobachten. Die quer ausgerichteten Epiphysengefäße bilden ebenfalls einen charakteristischen arkadenförmigen Saum an der Grenze zum Wachstumsknorpel. Periostale Anastomosen zwischen metaphysären und epiphysären Gefäßen werden erkennbar.

Ulna. Die Eintrittspforte der A.nutricia liegt auf der Volarseite der Ulna in Höhe des proximalen Drittelpunkts. Der Canalis nutricius durchbohrt die Corticalis in schräger Richtung, jedoch ist sein Verlauf anders als beim Radius nach proximal gerichtet (Abb. 11). Im Markraum teilt sich die A.nutricia sofort in zwei gleichstarke Äste, die zunächst noch eng parallel nebeneinander laufen und die Figur einer Haarnadel bilden. Der proximale Ast zieht gerade weiter bis in Gelenkhöhe und zweigt sich dort diffus in der Metaphyse auf. Der andere Ast der A.nutricia biegt scharf nach distal um und verläuft zunächst geschlängelt, ab Schaftmitte mehr gestreckt bis zur distalen Metaphyse.

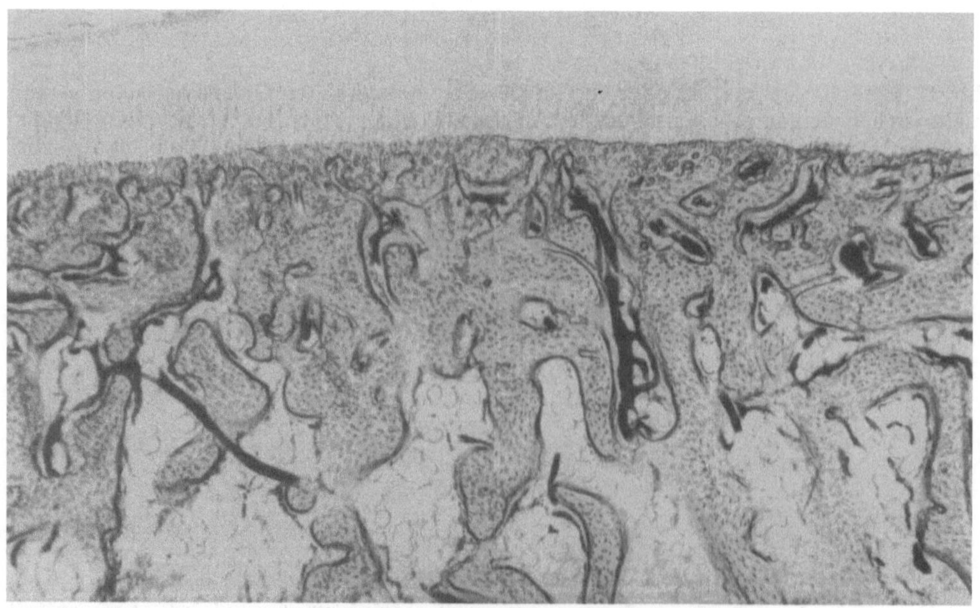

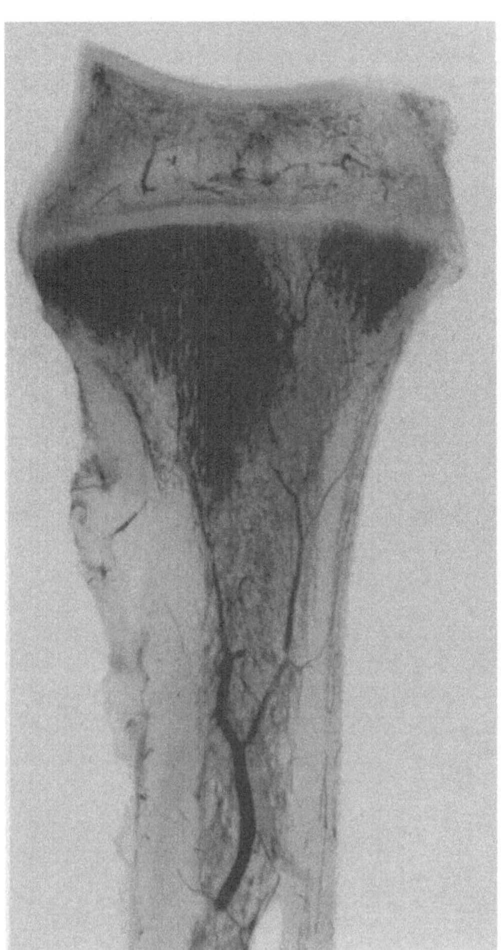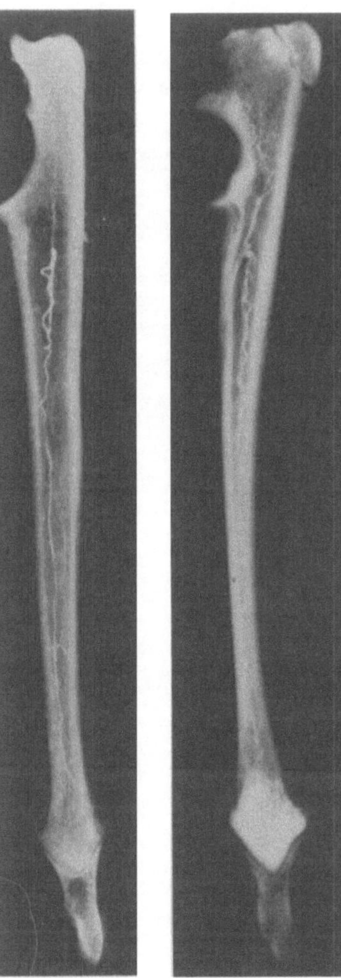

Abb. 10 *(links)*. Proximales Radiusende eines wachsenden Hundes. Das Überwiegen der Äste der A.nutricia wird auch hier deutlich erkennbar. Mikroangiogramm, entkalkter Knochenschnitt, 1 mm

Abb. 11 *(rechts)*. Ulna eines Hundes im Wachstumsalter. Die A.nutricia zieht im Canalis nutricius zunächst nach proximal und teilt sich im Markraum unter Bildung einer Haarnadel in einen aufsteigenden und einen absteigenden Ast. Weitere Gefäße sind nicht differenzierbar. Übersichtsangiogramm

◁ **Abb. 9.** Epiphysäre, zu dem Gelenkknorpel ziehende Gefäße. Die Gefäße sind sehr viel spärlicher als auf der metaphysären Seite des Wachstumsknorpels. Die Gelenkfläche ist am oberen Bildrand dargestellt. Mikroangiogramm, unentkalkter Knochenschliff, 70 μ. Vergr. 40:1

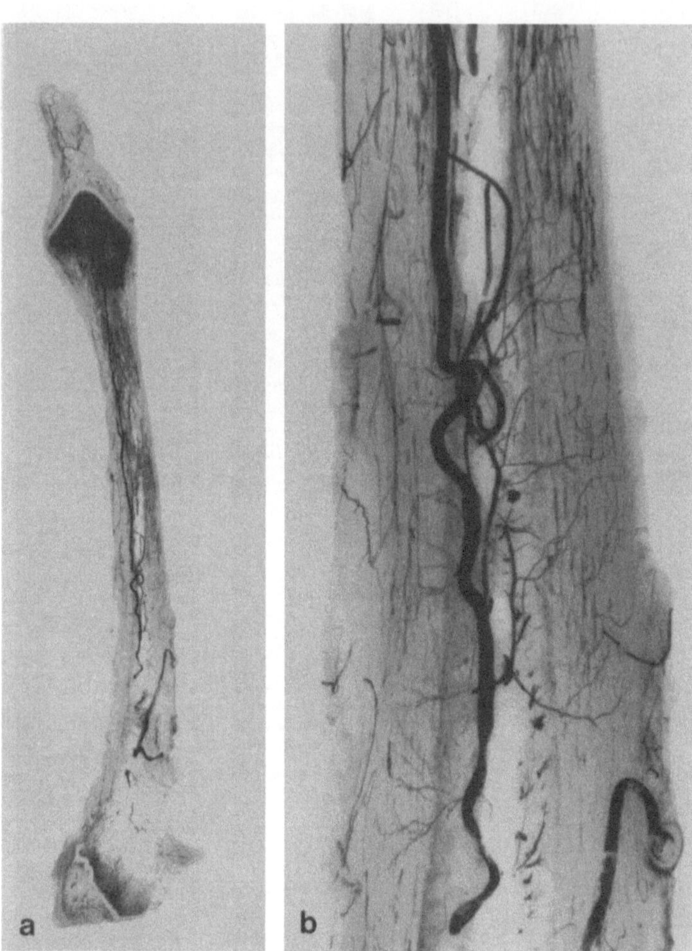

Abb. 12 a,b. Ulna eines wachsenden Hundes
a Übersicht
b Ausschnittvergrößerung aus dem mittleren Schaftanteil. Die Corticalis wird im wesentlichen von medullären Gefäßen versorgt. Von periostal her sind vereinzelte, flach eindringende Gefäße zu beobachten. Mikroangiogramm, entkalkter Knochenschnitt, 1 mm

Die A. nutricia gibt im Schaftbereich zahlreiche Gefäße ab, die senkrecht in die Corticalis eindringen und mit ihren Ausläufern bis nahe an das Periost heranreichen. Die periostalen Gefäße ziehen schräg in die Corticalis und bilden vereinzelt Anastomosen mit den medullären Gefäßen (Abb. 12a und b). Am Übergang vom distalen Schaft zur Metaphyse ist eine Zunahme der medullo-periostalen Anastomosierungen festzustellen (Abb. 13a und b). Die zur Metaphyse ziehenden medullären Gefäße erscheinen jedoch auch hier wesentlich kräftiger als die metaphysären Gefäße und sind wesentlich an der Versorgung der Metaphyse beteiligt.

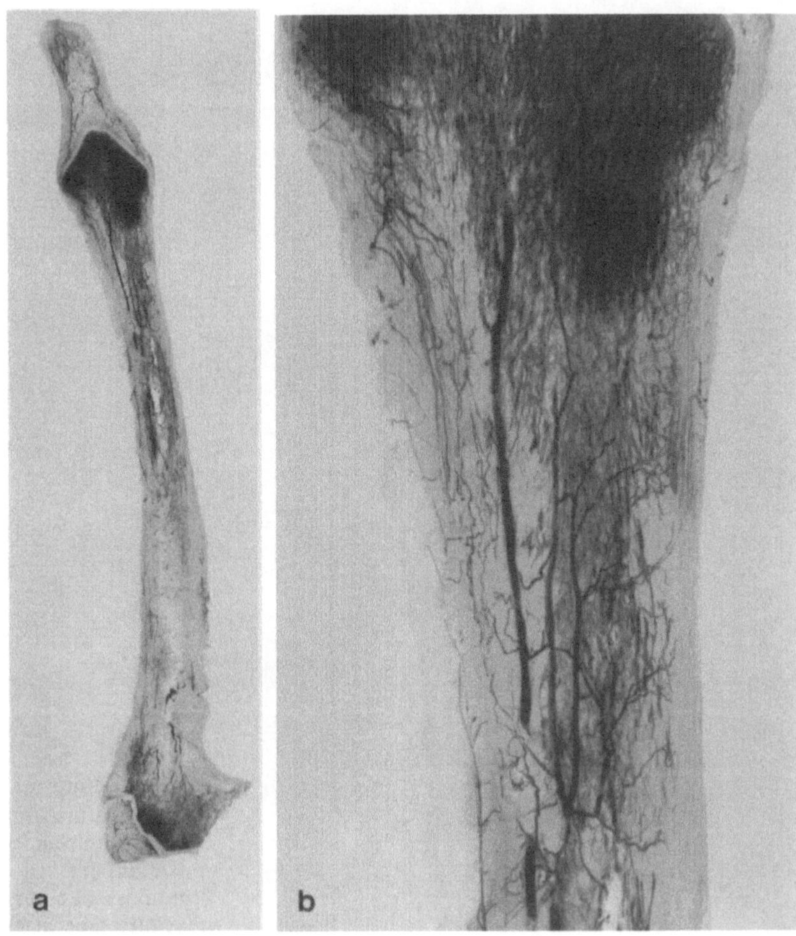

Abb. 13 a,b. Ulna eines wachsenden Hundes
a Übersicht
b Ausschnittvergrößerung vom distalen Schaftanteil und der Metaphyse. Zur Metaphyse hin kommen vermehrt transcorticale Anastomosen zur Darstellung, bei weiterbestehender Dominanz der medullären Gefäße. Mikroangiogramm, entkalkter Knochenschnitt, 1 mm

Die distale Ulnaepiphyse sowie die Olecranon-Apophyse besitzen ein eigenständiges Gefäßsystem mit transcorticalem Zufluß. Anastomosen zu den metaphysären Gefäßen bestehen über das Periost, jedoch finden sich keine den Wachstumsknorpel kreuzenden Gefäße (Abb. 12a und 13a).

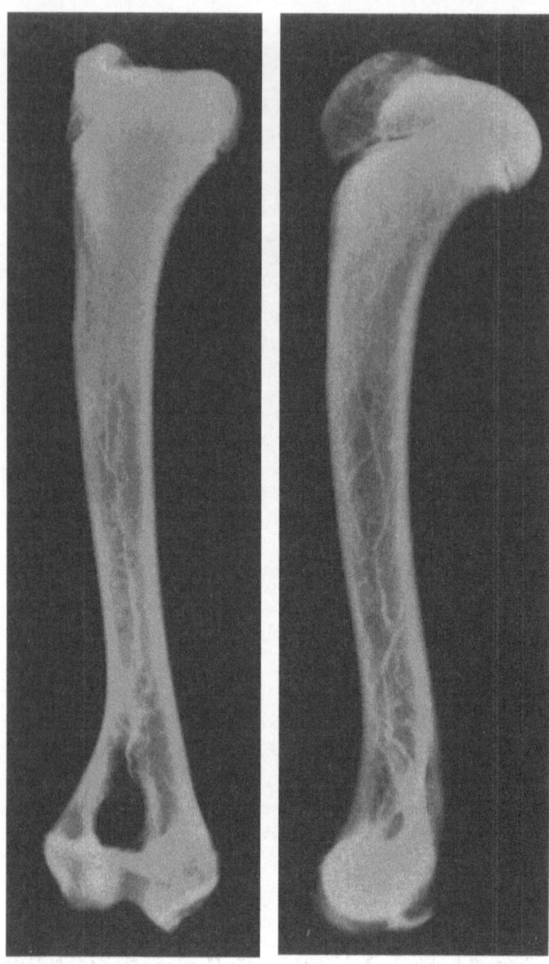

Abb. 14. Humerus eines Hundes im Wachstumsalter. Im Schaftbereich stellen sich kräftige medulläre Gefäße dar. An den Metaphysen kommt es zu einer diffusen Kontrastmittelüberlagerung. Übersichtsangiogramm

Humerus. Die A.nutricia, die sich üblicherweise erst nach Erreichen des Markraums aufzweigt, teilt sich am Humerus bereits vor dem Eintritt in die Corticalis, so daß zwei dicht nebeneinander laufende Gefäßkanäle beobachtet werden können (Abb. 14 und 15a). Die Kanäle treten am Übergang vom mittleren zum distalen Drittel auf der Dorsalseite des Humerus in die Corticalis ein und verlaufen nach distal. Der distale Arterienstamm teilt sich in mehrere Äste auf, die über den medialen und lateralen Pfeiler zur Trochlea und zum Capitulum radialis humeri ziehen. Der papierdünne Knochen zwischen Fossa olecrani und Fossa coronoidea bleibt gefäßfrei (Abb. 14 und 15b). Die Trochlea weist eine sehr dichte Gefäßstruktur auf. Die Gefäße, die untereinander zahlreiche Anastomosen bilden, ziehen radiär auf den Gelenkknorpel zu. Eine Epiphysenfuge ist nur auf der dorsalen Seite deutlich erkennbar (Abb. 15b).

Der proximale Stamm der A.nutricia gibt rasch zahlreiche Äste ab. Auch am Humerus wird die Schaftcorticalis im wesentlichen von den medullären Gefäßen versorgt (Abb. 14 und 15a).

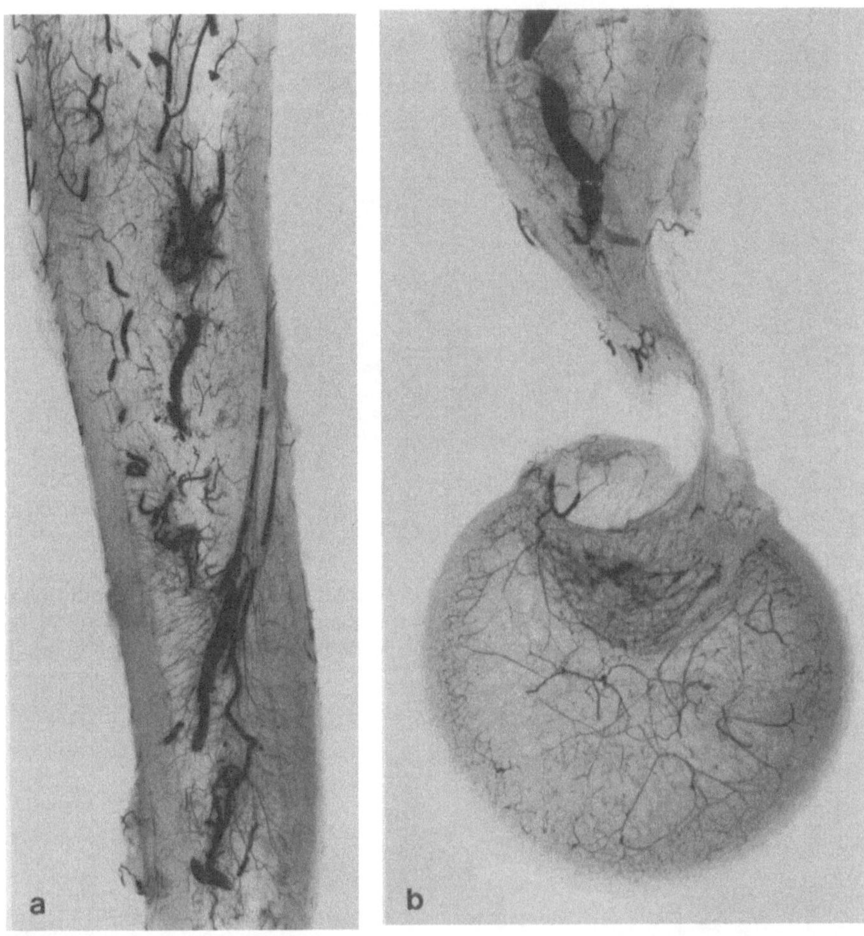

Abb. 15 a,b. Humerus eines wachsenden Hundes. Mikroangiogramme, entkalkte Knochenschnitte, 1 mm
a Schaft am Übergang vom mittleren zum distalen Drittel. 2 Aa.nutriciae dringen von proximal nach distal in den Markraum ein
b Distales Humerusende mit radiärer Gefäßversorgung der Trochlea

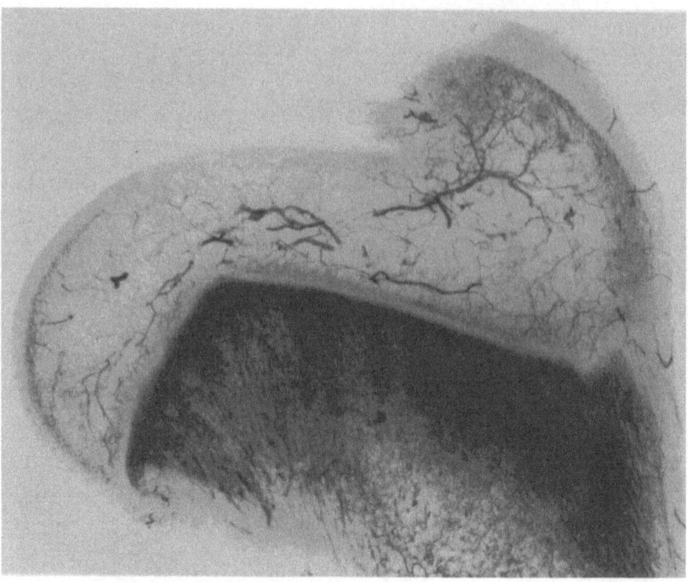

Abb. 16. Proximales Humerusende eines wachsenden Hundes. Die epiphysären Gefäße
dringen am Tuberculum majus ein und weisen eine überwiegend quere Verlaufsrichtung
auf. Der Epiphysenknorpel wird lateral von Gefäßen gekreuzt. Mikroangiogramm, entkalkter Knochenschnitt, 1 mm

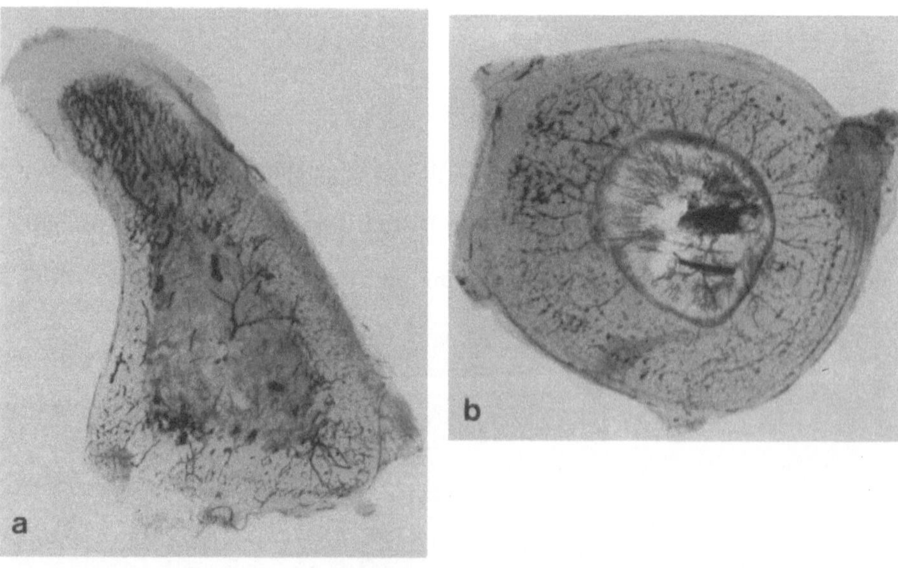

Abb. 17 a,b. Querschnitte durch den Schaft einer wachsenden Hundetibia
a Proximal; **b** distal
Der periostale Knochenanbau erfolgt schichtweise unter Einschluß längs verlaufender
periostaler Gefäße. Die inneren zwei Drittel der Corticalis sind an das medulläre Gefäßsystem angeschlossen. Mikroangiogramme, entkalkte Knochenschnitte, 1 mm

Die Gefäße der proximalen Humerusepiphyse treten am Tuberculum majus durch die Corticalis ein und weisen im wesentlichen eine quere Verlaufsrichtung auf (Abb. 16). Von den Hauptstämmen ziehen zahlreiche Verzweigungen zum Gelenkknorpel und zum Wachstumsknorpel, wie dies am distalen Radius beschrieben wurde. Auf der Lateralseite der Epiphysenfuge lassen sich einzelne, von epiphysär nach metaphysär kreuzende Gefäße beobachten. Weiter medial ist der Knorpel gefäßfrei. Die teilweise bürstensaumartige Struktur der metaphysären Gefäße mit Überdeckung des Wachstumsknorpels erklärt sich dadurch, daß die Schnittrichtung des Präparats nicht überall senkrecht zur Epiphysenfuge verläuft.

Tibia. Der Canalis nutritius durchkreuzt die Corticalis knapp proximal der Schaftmitte von cranial nach caudal. Der Hauptstamm der A.nutricia teilt sich nach Erreichen des Markraums rasch in einen aufsteigenden und absteigenden Ast auf, die sich jeweils bald weiter aufzweigen. Im proximalen Schaftquerschnitt zeigt sich deutlich, daß die medullären Gefäße weit in die Corticalis vordringen und an ihrer Versorgung den entscheidenden Anteil haben (Abb. 17a). Der Querschnitt in Höhe des distalen Drittelpunkts erinnert in den äußeren Bezirken an die Jahresringe eines Baumstamms (Abb. 17b). Am Rande stellen sich bis zu vier gleichmäßige Lamellen dar, die durch feine, quer getroffene Gefäße getrennt werden. Sie kennzeichnen den periostalen Knochenanbau mit primären Osteonen, die mit den periostalen Gefäßen in Verbindung stehen. Vom Medullarraum her dringen Gefäße bis zur äußeren Drittelgrenze vor und speisen ebenfalls quer getroffene Gefäße, die jedoch teilweise erheblich kräftiger sind. Sie markieren die Resorptionskanäle und Sekundärosteone.

An der distalen Tibia sind nur wenige eigenständige metaphysäre Gefäße erkennbar, die ihren Ausgang vom Periost nehmen, die aufgelockerte Corticalis durchbohren und zur Versorgung der Metaphyse beitragen (Abb. 18). Die wesentliche Versorgung der Metaphyse

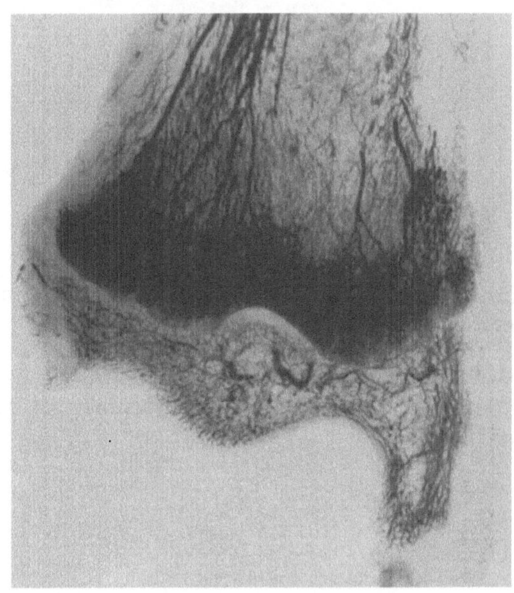

Abb. 18. Distale Tibia eines Hundes im Wachstumsalter. Kräftige Äste der A. nutricia ziehen bis zum Wachstumsknorpel. Eigenständige metaphysäre Gefäße sind nur schwach entwickelt. Mikroangiogramm, entkalkter Knochenschnitt, 1 mm

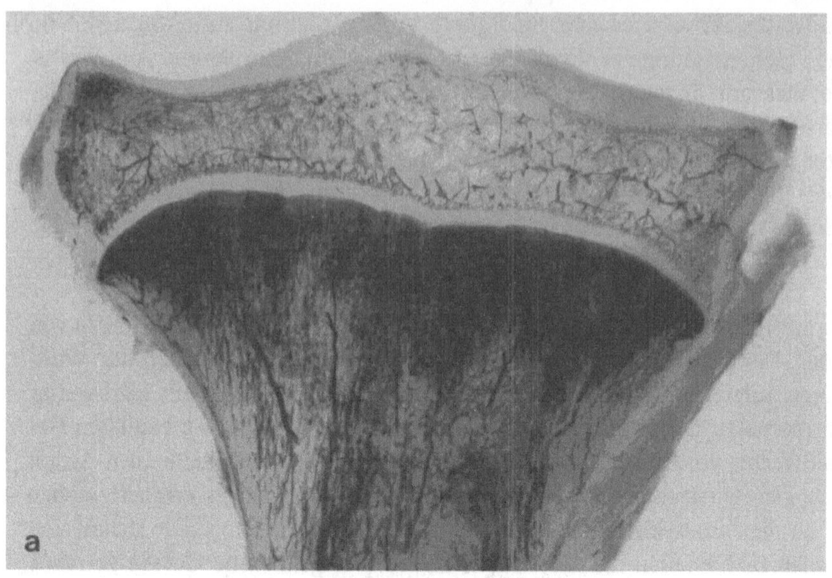

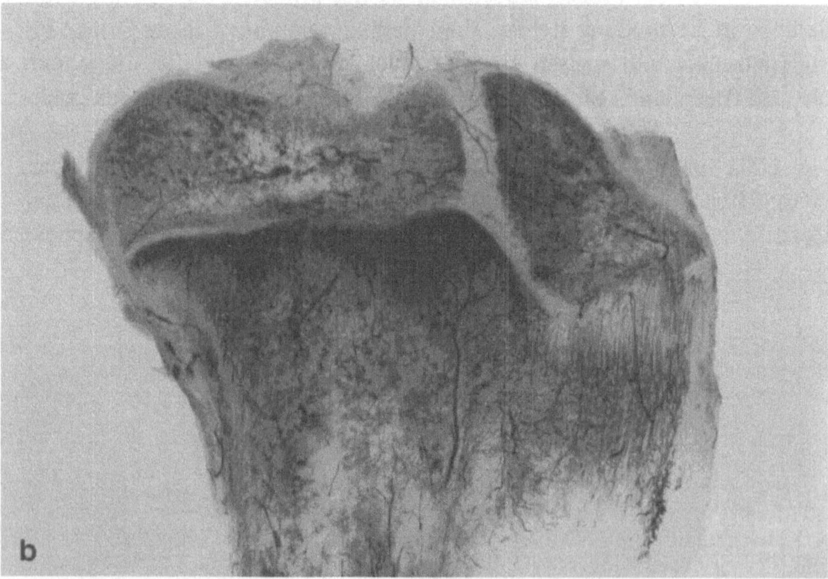

Abb. 19 a,b. Tibiakopf eines wachsenden Hundes. Mikroangiogramme, entkalkte Knochenschnitte, 1 mm
a Frontaler Schnitt. Die epiphysären Gefäße bilden Arkaden über der Epiphysenfuge. Der Wachstumsknorpel selbst ist gefäßfrei
b Sagittaler Schnitt. Der Apophysenknorpel der Tuberositas tibiae wird von zahlreichen Gefäßen überquert

bis hin zu den Knorpelzellsäulen wird von den Endverzweigungen des medullären Gefäßsystems besorgt. Zarte, über das Periost verlaufende epimetaphysäre Anastomosen kommen
zur Darstellung; transcartilaginäre Gefäßverbindungen sind wegen des teilweise schrägen
Knorpelanschnittes nicht sicher beurteilbar, sie wurden jedoch in keinem der Präparate
gesehen.

Die Gefäßversorgung des Tibiakopfs weist im frontalen Schnitt keine wesentlichen
Unterschiede im Vergleich zu beschriebenen metaphysären und epiphysären Gefäßsyste-
men auf (Abb. 19a). Die arkadenförmige Gefäßverteilung auf der epiphysären Seite des
Wachstumsknorpels kommt besonders deutlich zur Darstellung. In der sagittalen Ebene
fällt auf, daß der Wachstumsknorpel von Gefäßen durchkreuzt wird (Abb. 19b und 20). Im
ventralen Anteil des Apophysenknorpels der Tuberositas tibiae verlaufen zahlreiche Gefäße in Zugrichtung der Patellarsehne. Aber auch im Knorpel zwischen Epiphyse und Apo-
physe werden kräftige Gefäße erkennbar.

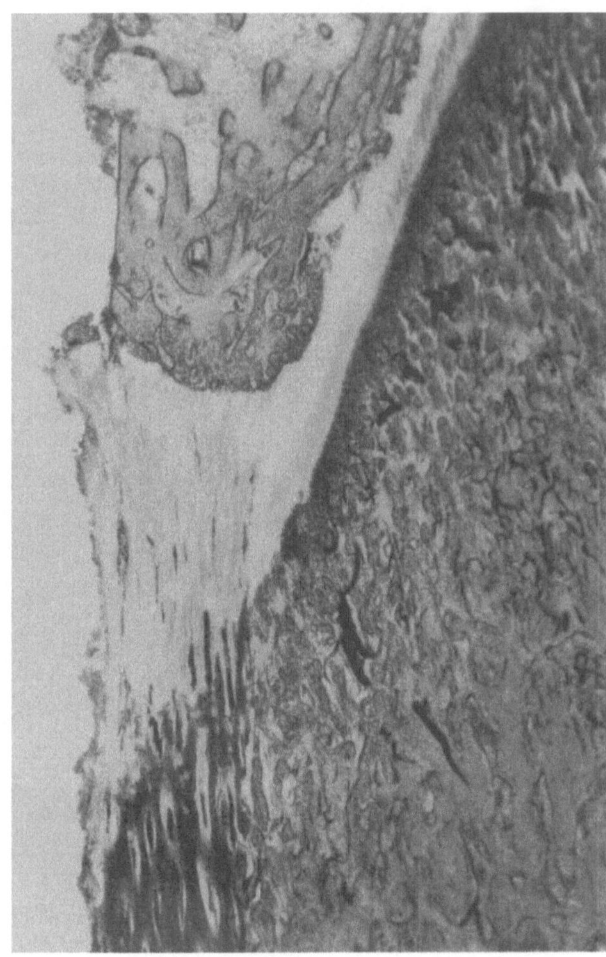

Abb. 20. Apophysenfuge am
Tibiakopf. Gefäße verlaufen
in Zugrichtung des Ligamen-
tum patellae durch den Knorpel. Mikroangiogramm, unentkalkter Knochenschliff, 70 μ.
Vergr. 40:1

3.2.2 Einfluß von Cerclagen und Ligaturen auf Periost und Corticalis (7 Hunde)

Die Versuche wurden unter der Annahme durchgeführt, daß die anschmiegsame Ligatur eine wirkungsvollere Gefäßunterbindung zur Folge haben würde als die Cerclage. Die Ergebnisse unterscheiden sich jedoch nur unwesentlich und werden daher gemeinsam betrachtet. Nach Anlegen der Cerclagen tritt in den ersten Wochen eine kräftigere Reaktion auf als bei den Ligaturen. Es entwickelt sich periostaler Callus, der die Cerclagen ganz oder teilweise umschließen kann. Das Periost zwischen den Cerclagen oder Ligaturen zeigt sich nach 2 Wochen voll vascularisiert und zur Callusbildung fähig. Im Bereich der Cerclagen wird die Corticalis von kräftigen medullären Gefäßen in ganzer Breite durchdrungen. Die medullären Gefäße haben einen wesentlichen Anteil an der Versorung des Callus und bilden

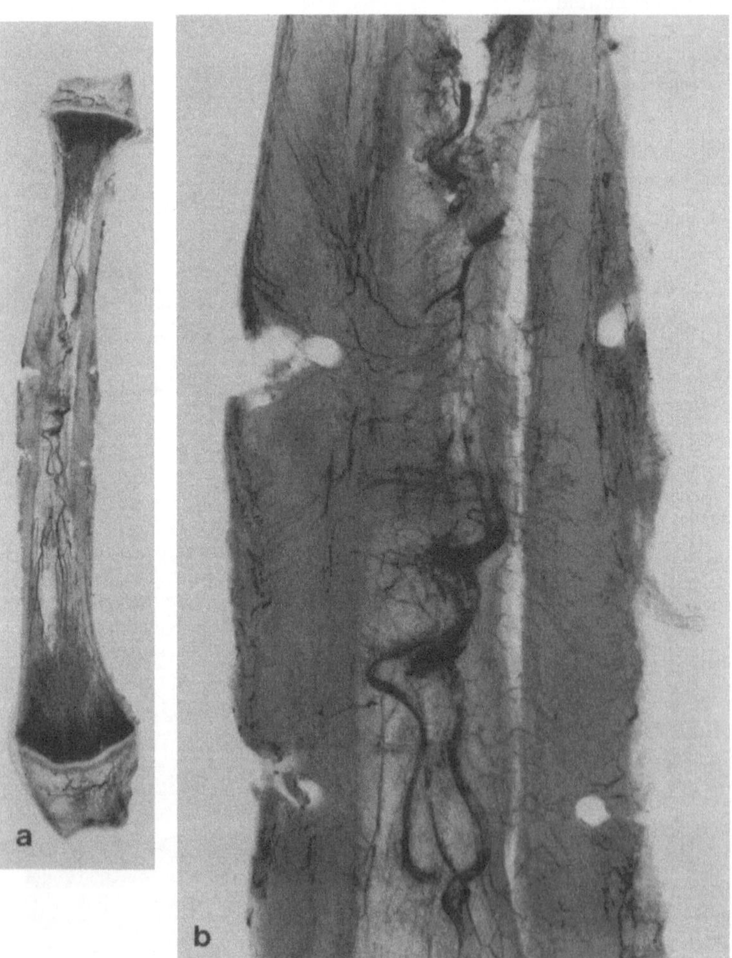

Abb. 21 a,b. Radius eines wachsenden Hundes, 2 Wochen nach Anlegen von Cerclagen. Kräftige Reaktion der medullären Gefäße, die bis in den Callus vordringen. Keine avasculären Zonen unter den Cerclagen. Mikroangiogramm, entkalkter Knochenschnitt, 1 mm
a Übersicht; **b** Ausschnittvergrößerung

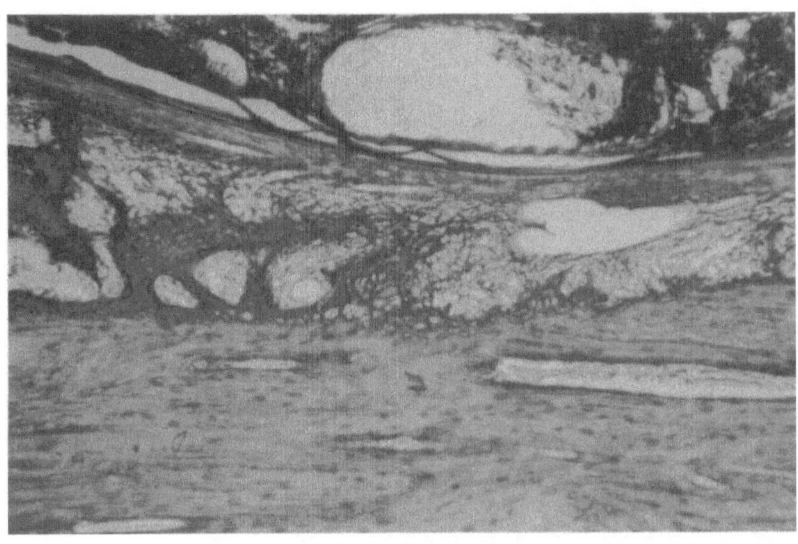

Abb. 22. Ligatur am Radiusschaft eines wachsenden Hundes, 3 Wochen postoperativ. Zwischen Periost und Corticalis ist die Entwicklung von Callus zu beobachten. Nekrosen sind unter dem Periost oder der Corticalis nicht nachweisbar. Azan, Vergr. 100:1

hier Anastomosen mit dem periostalen Gefäßnetz (Abb. 21a und b). Gefäße sind auch unmittelbar unter der Cerclage nachweisbar. Auch histologisch lassen sich unter Cerclagen oder Ligaturen keine Nekrosen des Periosts und der Corticalis feststellen (Abb. 22).

Die periostale Callusbildung nach Ligaturen ist nur gering, der kräftigere periostale Callus nach Cerclagen bildet sich innerhalb weniger Wochen zurück. Es wird jedoch zunehmend ein endostaler Callus deutlich, der zu einer Einengung des Markraums führt (Abb. 23a und c). Im Bereich der Umschlingung wird das appositionelle Wachstum zunächst behindert, so daß es zur Ausbildung einer Corticalismulde kommt. Bei zunehmendem Dickenwachstum wird die Mulde mit Knochen aufgefüllt und der Fremdkörper in die Corticalis eingebaut. Die weitere Entwicklung des Knochens wird daher durch eine Cerclage oder Ligatur nicht nachhaltig gestört (Abb. 23a und b). Da der Knochen sich physiologischerweise vermehrt in eine Richtung entwickelt, ist zumeist nur eine einseitige Ummauerung festzustellen.

In einem Falle ist nach 8 Wochen eine vollständige Durchwanderung der ursprünglichen Corticalis eingetreten. Die Ligatur, die in einer Granulationshöhle liegt, ist nur noch durch endostalen Callus vom Markraum getrennt (Abb. 24). Es fällt auf, daß der gegenüberliegende Teil der Schlinge sich weit von der Corticalis entfernt hat. Die Ligatur hat ihre ursprüngliche Lage weitgehend beibehalten, während der Knochen sich über die Ligatur hinweg weiterentwickelte. Der in den Weichteilen liegende Anteil der Ligatur ist durch die wachstumsbedingte Verschiebung des Periosts gegenüber der Corticalis deutlich verzogen.

Als konstantes Phänomen ist bei Cerclagen und Ligaturen zu beobachten, daß vom Medullarraum her kräftige Gefäße stets zu derjenigen Schlinge vordringen, die unmittelbar Kontakt zum Knochen hat. Neben dem Vordringen der Gefäße ist endostaler Knochenanbau als Reaktion auf epiperiostale Cerclagen und Ligaturen anzusehen.

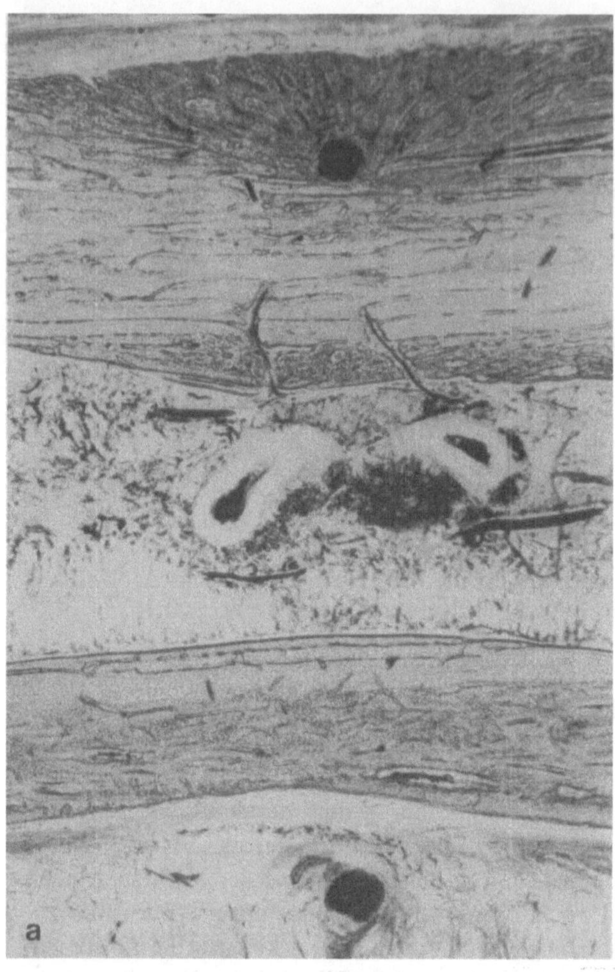

Abb. 23 a-c. Ligatur am Radiusschaft eines wachsenden Hundes, 9 Wochen postoperativ
a Endostaler Knochenanbau, Vordringen von medullären Gefäßen zu der eingemauerten
Schlinge. Die gegenüberliegende Schlinge hat sich von der Corticalis entfernt. Mikroangiogramm, unentkalkter Knochenschliff, 70 μ, Vergr. 16:1
b Vorübergehende Behinderung des appositionellen Wachstums durch eine Ligatur. Markierung mit Calcein grün (3. Woche), Tetracyclin (5. Woche) und Xylenolorange (8. Woche). In der 5. Woche ist das appositionelle Wachstum gestört, in der 8. Woche wird die
Einmauerung der Ligatur angezeigt, Vergr. 160:1
c Endostale Knochenneubildung und Vordringen eines Gefäßes in Richtung auf die Ligatur. Vergr. 160:1

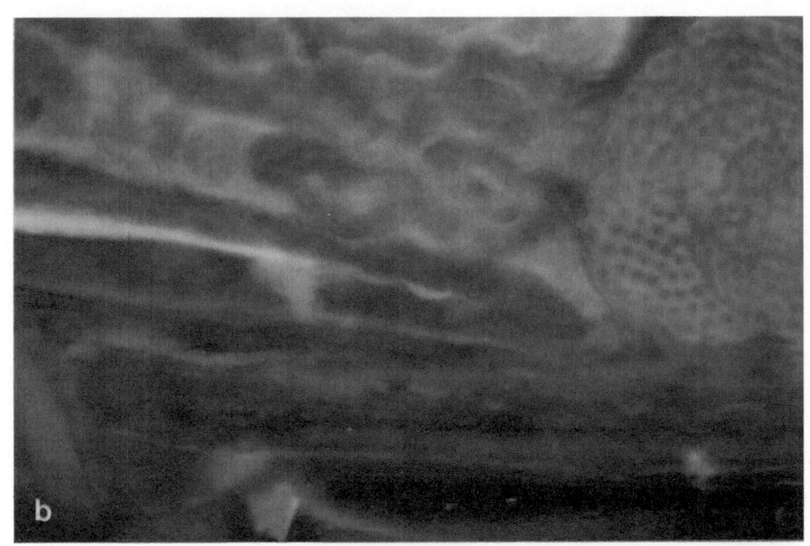

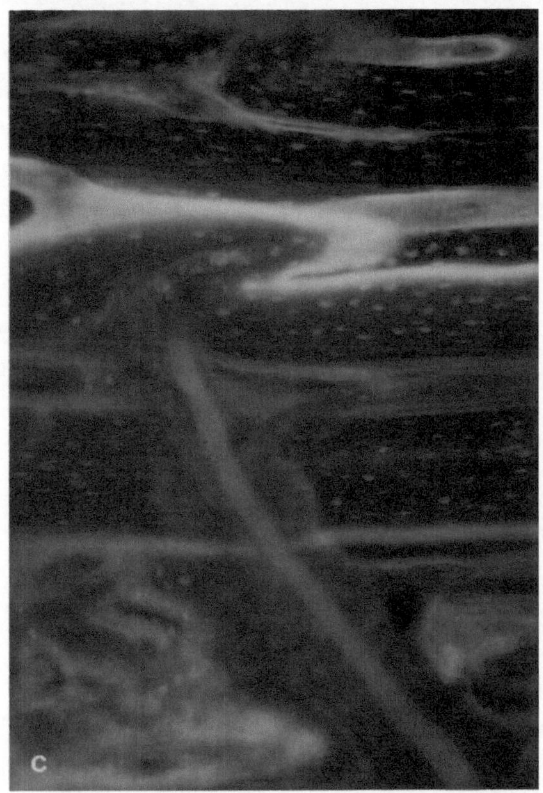

Abb. 23 b,c

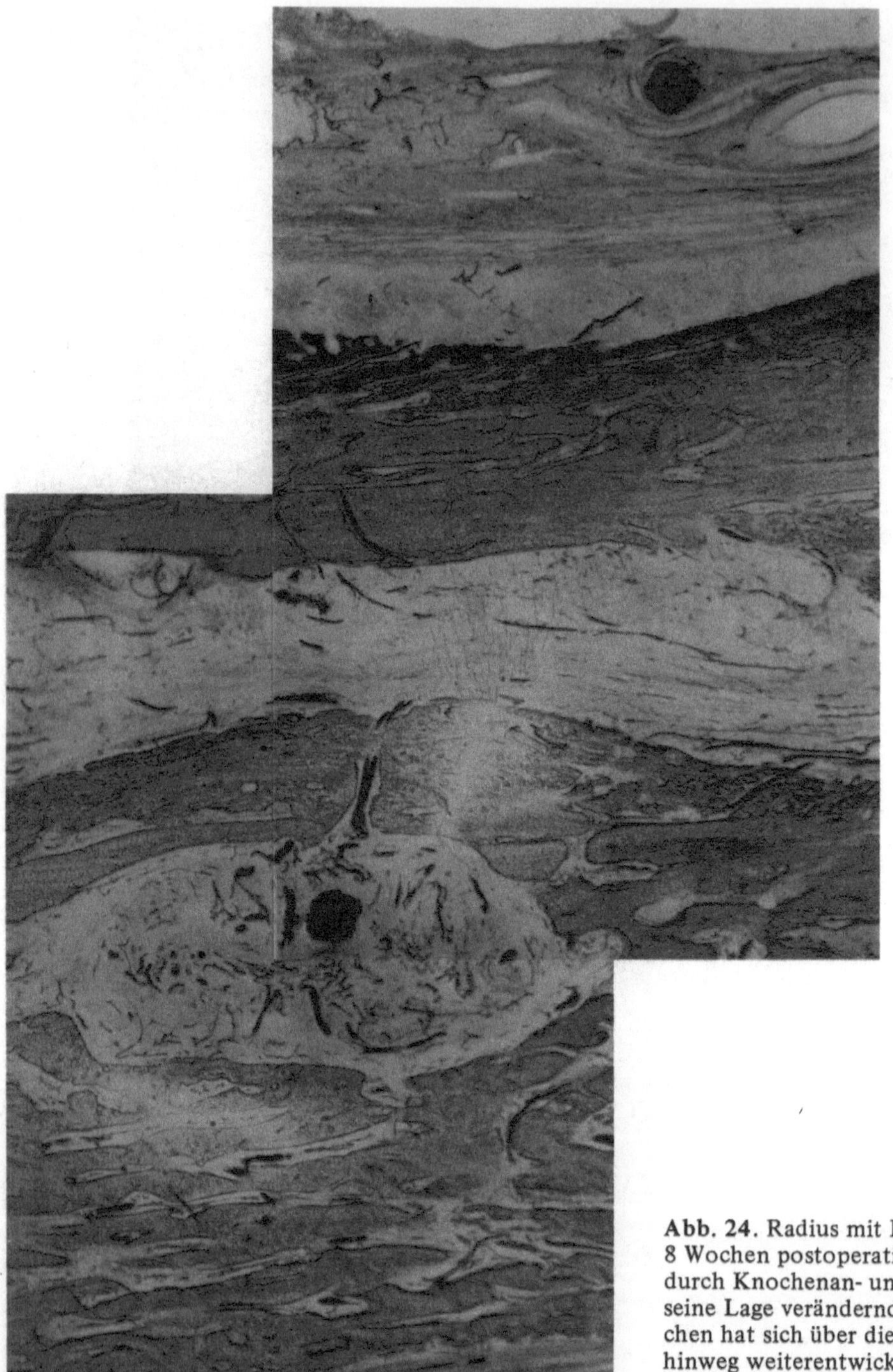

Abb. 24. Radius mit Ligatur, 8 Wochen postoperativ. Der durch Knochenan- und -abbau seine Lage verändernde Knochen hat sich über die Ligatur hinweg weiterentwickelt. Mikroangiogramm, unentkalkter Knochenschliff, 70 μ. Vergr. 16:1

3.2.3 Einfluß von einseitigen metaphysären Frakturen und Periostverletzungen auf das Längenwachstum (9 Hunde)

In dieser Serie sind verschiedene Versuchsanordnungen zusammengefaßt, die einen Einblick in die Wachstumsvorgänge am Tibiakopf geben sollen. In 3 Fällen wurde eine mediale, querverlaufende Osteotomie durchgeführt und das Periost eingeschlagen. 9 Wochen später war stets ein auffallendes Mehrwachstum auf der Medialseite erkennbar, verbunden mit einer Valgisierung der proximalen Tibia. Das Mehrwachstum betrug 3 ,2 und 1 mm (Abb. 25).

Zweimal wurde lediglich eine querverlaufende, semizirkuläre, 1 cm breite Periostresektion in Höhe der Metaphyse durchgeführt, ohne knöcherne Verletzung. Der Pes anserinus

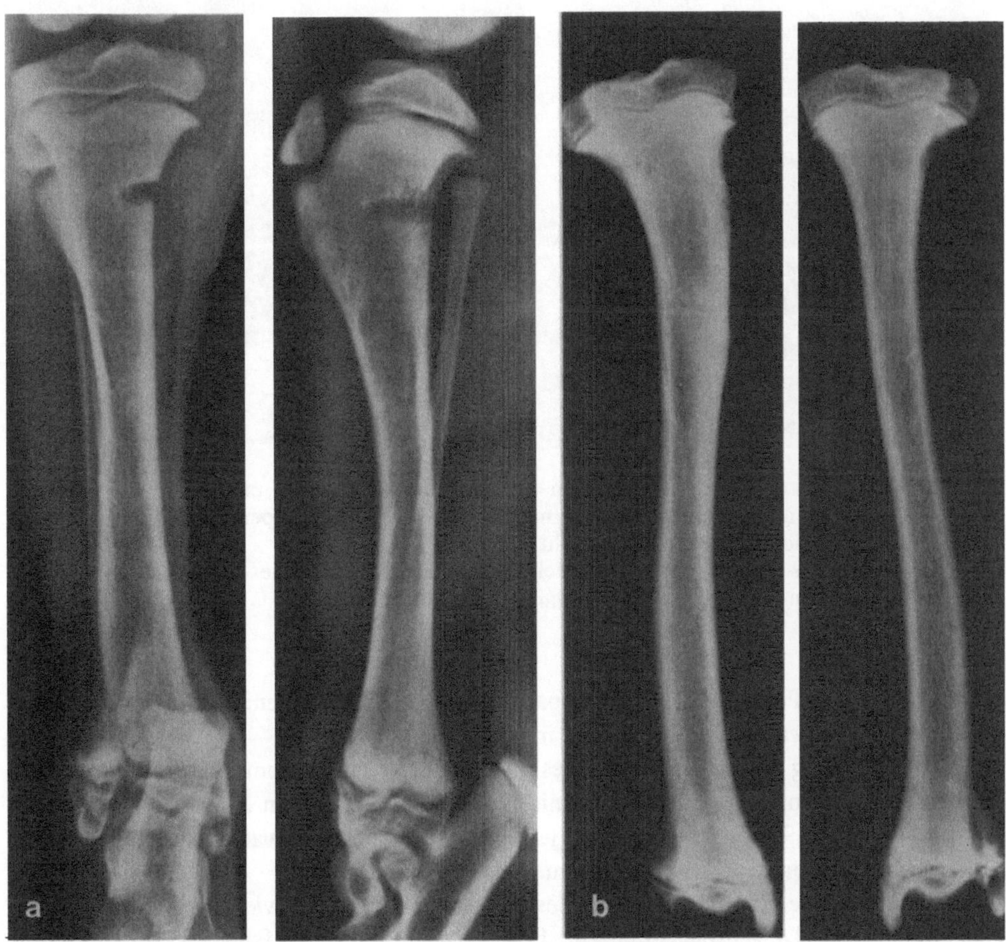

Abb. 25.a Mediale Osteotomie an der proximalen Tibiametaphyse eines wachsenden Hundes. Aufnahme in zwei Ebenen unmittelbar postoperativ
b Kontrolle nach 9 Wochen mit Vergleich der Gegenseite. Auf der Medialseite ist ein Mehrwachstum um 3 mm mit Ausbildung einer Valgusfehlstellung festzustellen

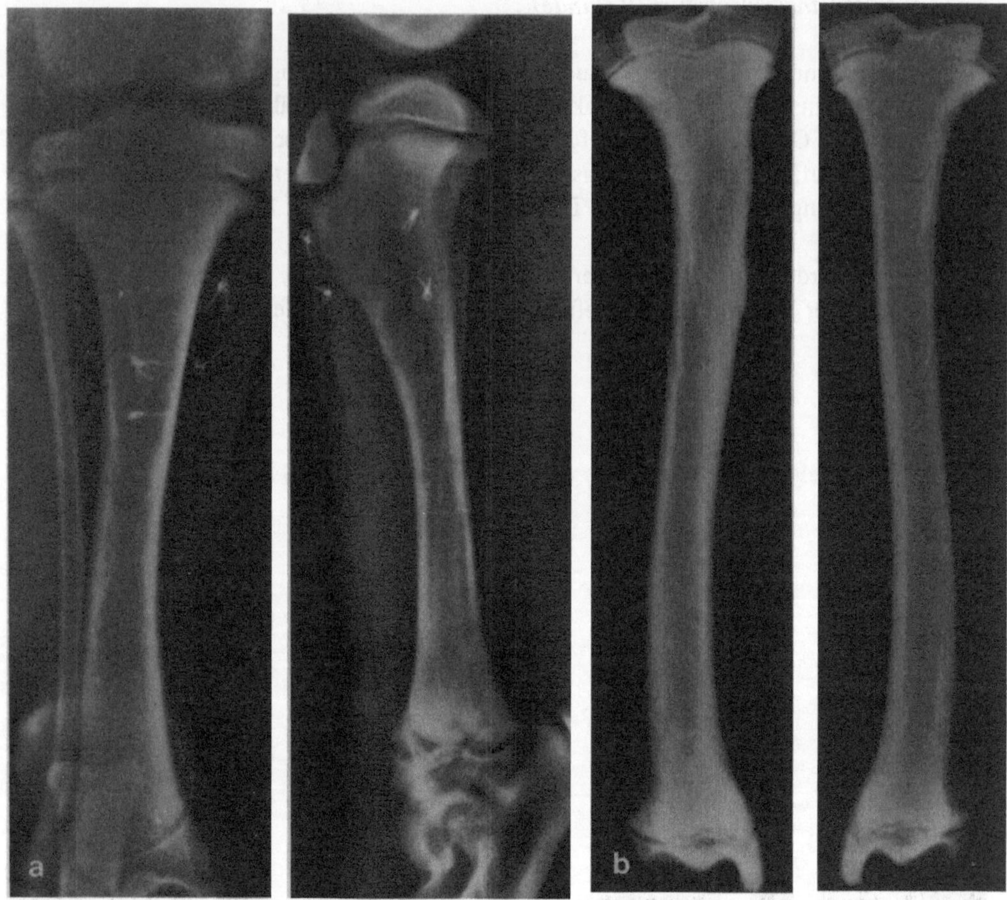

Abb. 26.a Semizirkuläre Periostresektion auf der Medialseite der proximalen Tibiametaphyse eines wachsenden Hundes. Aufnahme in zwei Ebenen am Operationstag. Die Resektionsränder des Periosts sind mit Drahtnähten markiert
b Kontrolle nach 9 Wochen mit Vergleich der Gegenseite. Mediales Mehrwachstum nach Periostresektion von 3 mm. Deutliche Valgusfehlstellung

strahlt hier in das Periost ein und ist präparatorisch nicht zu trennen. Die Versuche zeigten ebenfalls ein Mehrwachstum von 3 und 2 mm (Abb. 26a und b).

Zur Abgrenzung des Einflusses des Pes anserinus auf das Längenwachstum wurden die Sehnen des M.sartorius, gracilis und semitendinosus in 2 Fällen in Höhe des Kniegelenks durchtrennt. Nach 9 Wochen ergab sich jeweils ein mediales Mehrwachstum mit einer Längendifferenz zur Vergleichsseite von 1 mm.

Kontrollversuche, die die Spannung des Periosts beließen oder wiederherstellten, hatten kein verändertes Längenwachstum zur Folge. Nach längsverlaufender Periostresektion sowie nach Naht des quer durchtrennten Periosts konnte kein Mehrwachstum festgestellt werden.

3.2.4 Spontane Frakturheilung nach Osteotomie (7 Hunde)

Die Versuchstiere konnten die operierte Extremität nach wenigen Tagen wieder voll belasten, eine Fraktur der Ulna trat, wie auch bei allen anderen Versuchstieren, nicht auf. In der typischen Röntgenverlaufskontrolle ist nach 5 Wochen eine kräftige Callusbildung erkennbar, der Osteotomiespalt läßt sich jedoch noch deutlich abgrenzen und setzt sich auch in den Callus fort. Nach 9 Wochen ist die Fraktur komplikationslos verheilt (Abb. 27a-c).

Die Mikroangiographie nach 4 Wochen zeigt einen gut vascularisierten Callusmantel, der auf der Konkavseite der Osteotomie stärker entwickelt ist. Der ehemalige Osteotomiespalt wird bereits von mehreren medullären Gefäßen gekreuzt. Im Callus sind zahlreiche Anastomosen zwischen Markraumgefäßen und periostalen Gefäßen nachweisbar. Auffallend ist eine vermehrte Darstellung venöser Strukturen, die an den verschwommenen Umrissen erkenntlich sind (Abb. 28a und b).

Mit zunehmender Stabilisierung bildet sich die Callusspindel allmählich zurück. Im Knochenschliff wird eine Auflockerung der Corticalisstruktur erkennbar, so daß die Corticalis von periostalem und endostalem Callus nicht mehr abgrenzbar ist (Abb. 29a). Der Markraum ist von einem Trabekelgerüst aufgefüllt, durch dessen Maschen sich die wiederhergestellten Gefäße schlängeln. Der ehemalige Osteotomiespalt ist nur noch an einer gewissen Strukturunregelmäßigkeit erkennbar. Fluorescenzmikroskopisch ist in Höhe der ehemaligen Osteotomie ein gesteigerter Umbau festzustellen, die Osteotomie selbst läßt sich nicht mehr abgrenzen (Abb. 29b).

Das durchschnittliche Mehrwachstum des verletzten Radius im Vergleich zur Gegenseite betrug in dieser Serie 1,1 mm. Die Ulna der verletzten Seite wies ein Mehrwachstum von 0.5 mm auf.

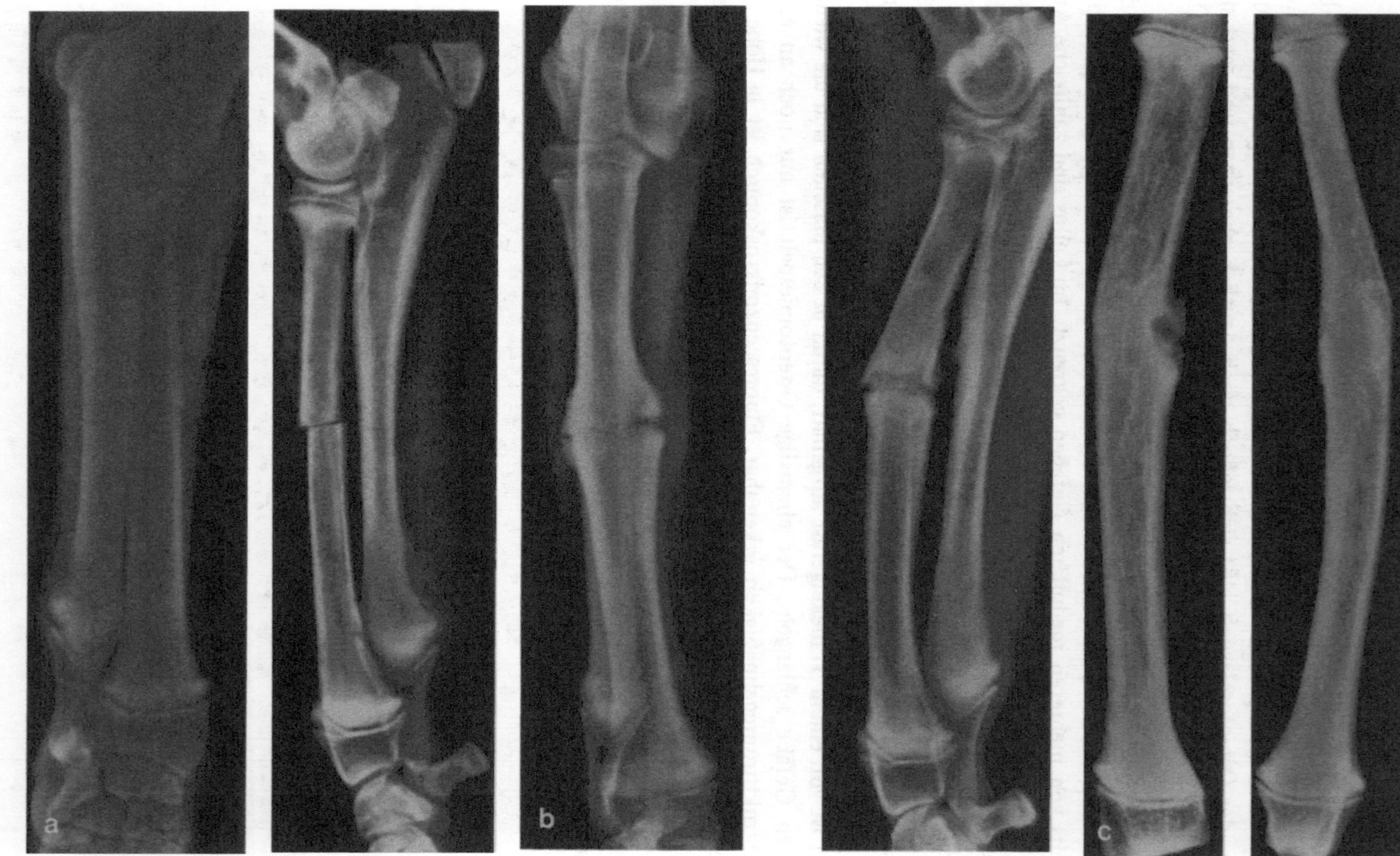

Abb. 27 a—c

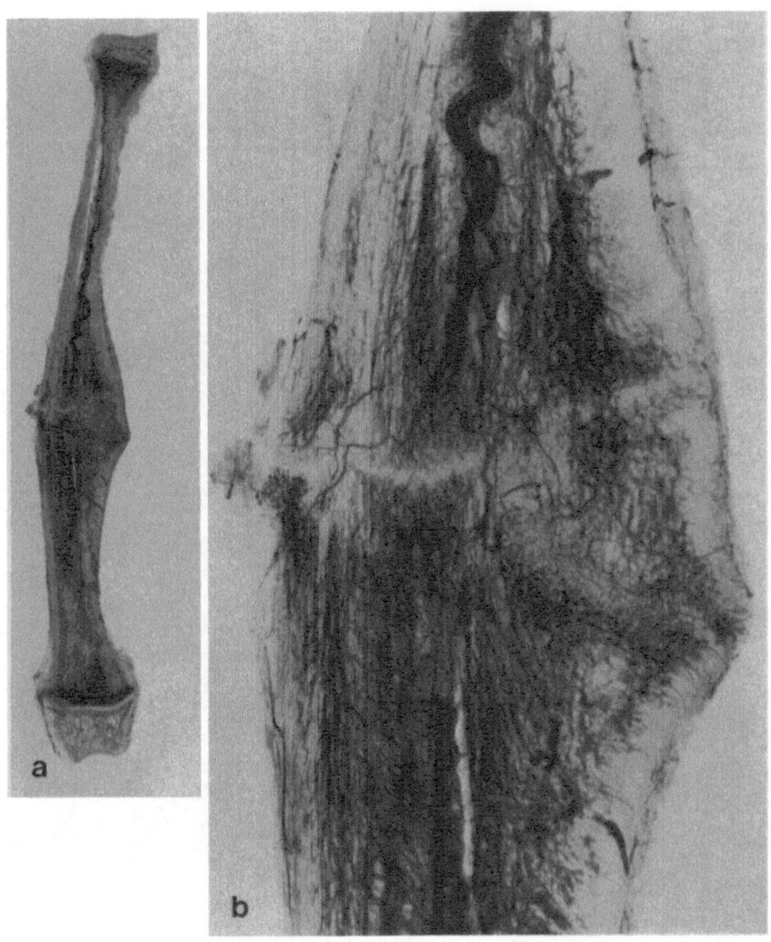

Abb. 28 a,b. Osteotomie eines wachsenden Radius, 4 Wochen postoperativ
a Übersicht; b Ausschnittsvergrößerung
Unter dem Schutz des Callusmantels tritt eine Rekonstruktion der medullären Gefäße ein.
Mikroangiogramm, entkalkter Knochenschnitt, 1 mm

◁ **Abb. 27. a** Osteotomie in Schaftmitte des Radius eines wachsenden Hundes. Röntgenaufnahmen unmittelbar postoperativ
b Osteotomie des Radiusschaftes, Kontrolle 5 Wochen postoperativ. Es besteht eine kräftige Callusbildung. Der Osteotomiespalt ist jedoch noch deutlich abgrenzbar
c Osteotomie des Radius, Kontrolle 9 Wochen postoperativ. Die Osteotomie ist verheilt, die A.nutricia ist wieder hergestellt. Eine Callusbrücke zur Ulna mußte abgetrennt werden.
Übersichtsangiogramm

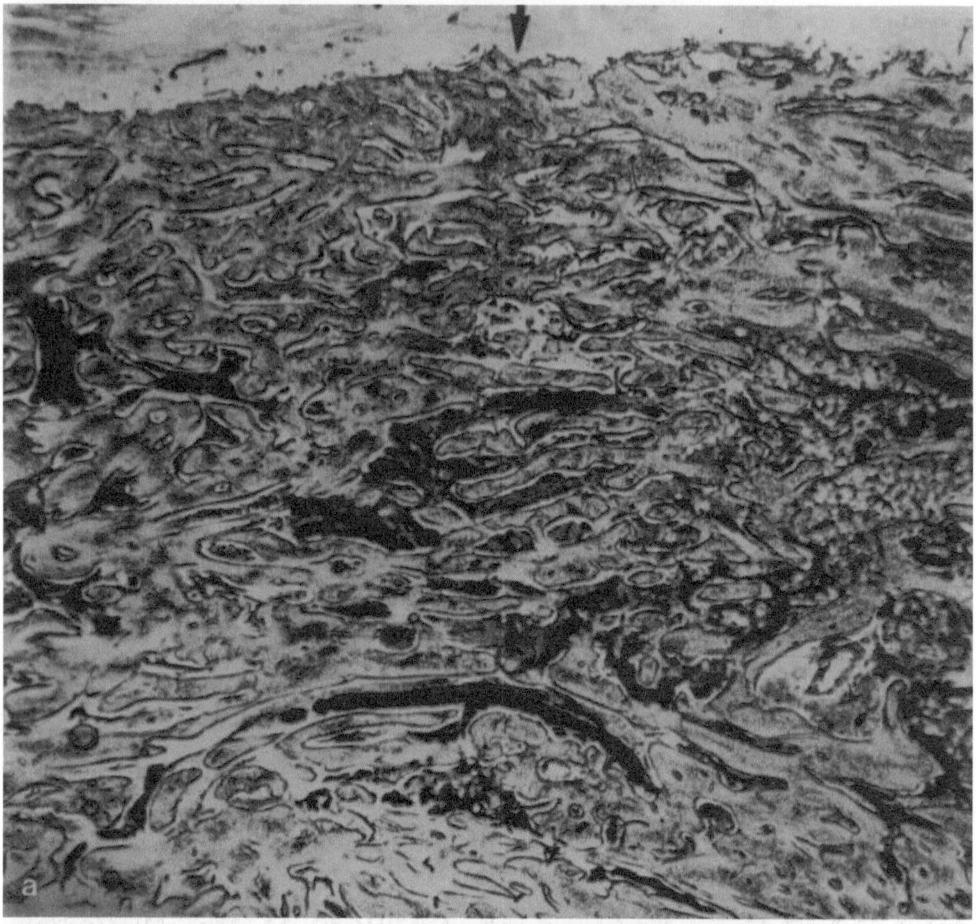

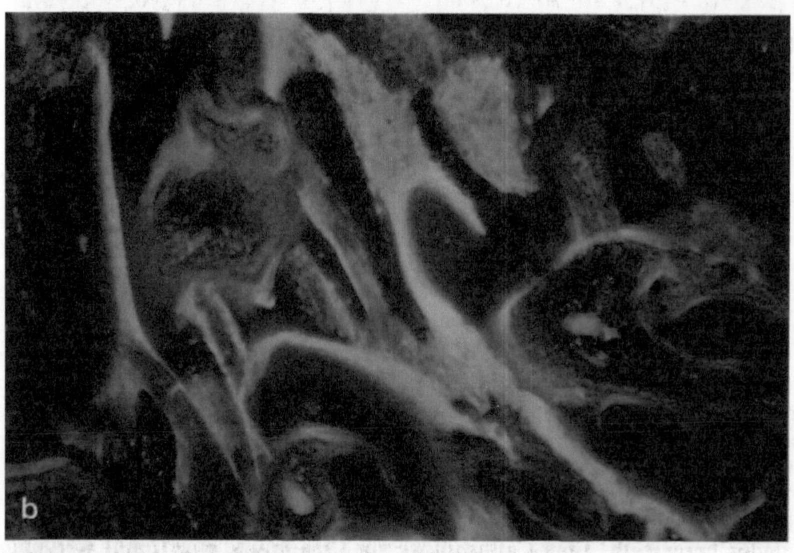

Abb. 29 a,b

◁ **Abb. 29.a** Osteotomie des wachsenden Radius, 9 Wochen postoperativ. Der ehemalige Osteotomiespalt verläuft senkrecht in der Mitte des Bildes (*Pfeil*). Die Struktur der Corticalis ist aufgelockert. Sie ist von periostalem und endostalem Callus kaum noch zu unterscheiden. Rechts wird der Markraum erkennbar. Mikroangiogramm, unentkalkter Knochenschliff, 70 μ. Vergr. 16:1

b Spontane Frakturheilung nach Osteotomie des wachsenden Radius, 9 Wochen postoperativ. Markierung mit Calcein grün (3. Woche), Tetracyclin (5. Woche) und Xylenolorange (8. Woche). Gesteigerter Umbau in der Corticalis, der Osteotomiespalt ist nicht mehr abgrenzbar. Vergr. 100:1

3.2.5 Frakturheilung nach Osteotomie und Druckplattenosteosynthese (8 Hunde)

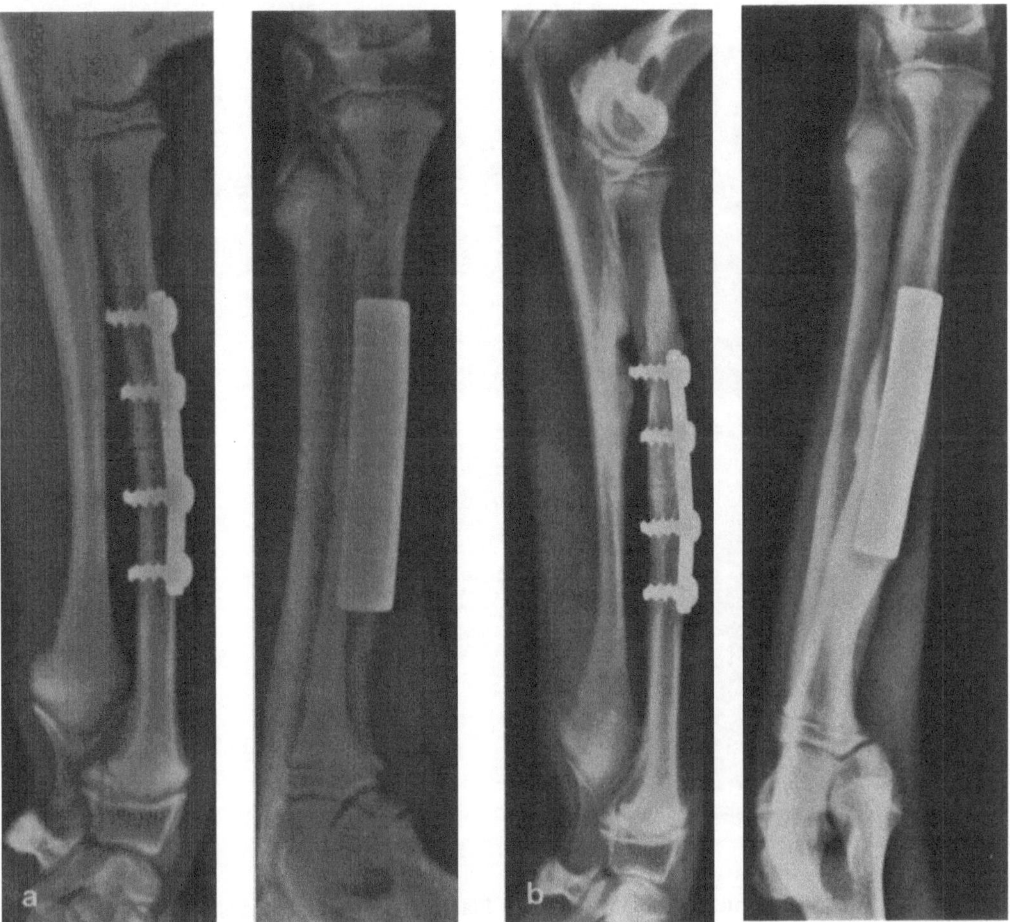

Abb. 30.a Osteotomie und Druckplattenosteosynthese des Radius eines wachsenden Hundes. Röntgenaufnahmen unmittelbar postoperativ

b Osteotomie und Druckplattenosteosynthese eines wachsenden Radius. Kontrolle nach 5 Wochen. Der Osteotomiespalt ist überbaut, es zeigt sich eine geringe Callusbildung

Unter der Druckplatte zeigten drei Radii nur eine geringfügige Callusbildung. Sie kamen unter Beibehaltung stabiler Verhältnisse zu einer komplikationslosen Ausheilung (Abb. 30a und b, s. S. 41). Die Schrauben wiesen einen entsprechend festen Sitz auf. Es konnte festgestellt werden, daß Schrauben bei einem Lösemoment von unter 1,5 cm/kg und einem Ausdrehmoment von unter 1 cm/kg als gelockert anzusehen waren. Da unter Stabilität wesentlich andere reparative Vorgänge abliefen als unter Instabilität, sollen die Ergebnisse gesondert betrachtet werden.

Unter stabilen Osteosynthesebedingungen hat sich nach 2 Wochen das medulläre Gefäßsystem bereits weitgehend regeneriert. Seine Verzweigungen versorgen die Corticalis und bilden vermehrt Anastomosen mit den periostalen Gefäßen.

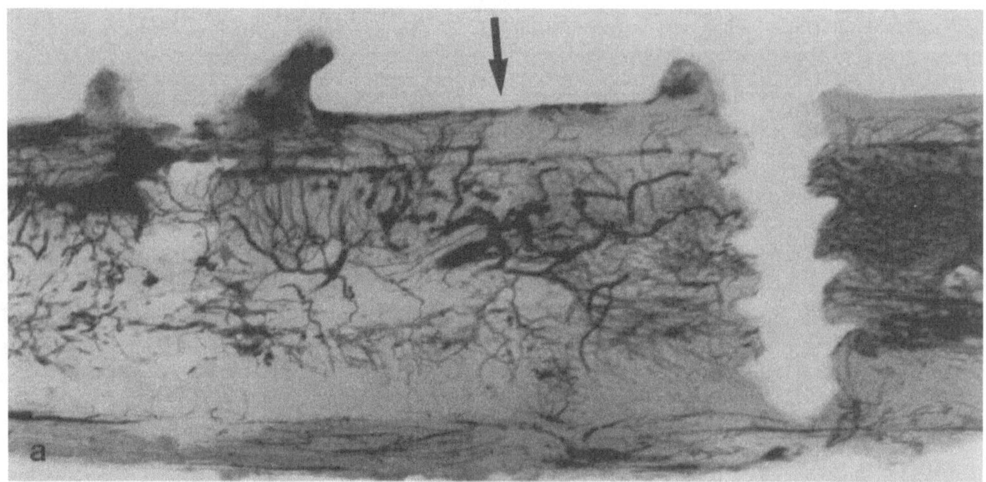

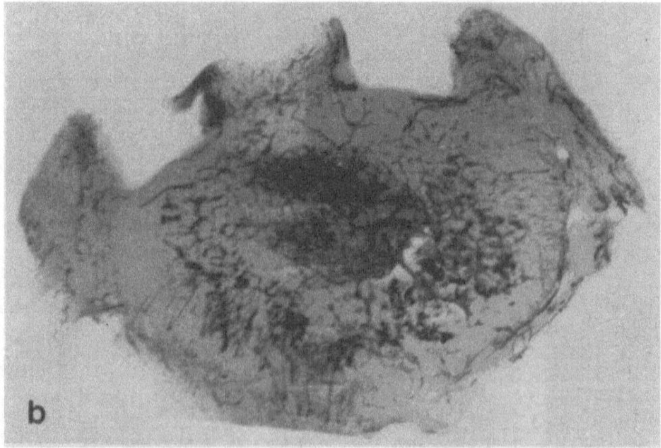

Abb. 31 a,b. Osteotomie (*Pfeil*) mit stabiler Plattenosteosynthese des wachsenden Radius, 2 Wochen postoperativ
a Längsschnitt. Die medullären Gefäße kreuzen von proximal (*links*) den Osteotomiespalt und versorgen den überwiegenden Teil der Corticalis
b Querschnitt in Höhe des distalen Schraubenkanals. Hier stellen sich zahlreiche medulloperiostale Anastomosen dar. Mikroangiogramm, entkalkter Knochenschnitt, 1 mm

In den nicht von Osteosynthesematerial bedeckten Abschnitten hat sich ein schmaler, periostaler Callussaum entwickelt, dessen Gefäße jedoch nur für die Versorgung der äußeren Corticalisschicht verantwortlich sind. Die Corticalis unter der Platte wird in ganzer Breite von den medullären Gefäßen durchdrungen, sie münden in das schmale, noch erhaltene Periost. Die plattennahe Corticalis des proximalen Fragments weist eine gesteigerte Gefäßversorgung auf im Vergleich zum distalen Fragment (Abb. 31a und b).

4 Wochen postoperativ hat sich unter stabilen Bedingungen die Gefäßverteilung weiter normalisiert. Die Corticalis unter der Platte weist überall eine gleichmäßige, reichliche Gefäßversorgung auf. Der Hauptstamm der A.nutricia ist auch im distalen Hauptfragment wieder nachweisbar (Abb. 32a).

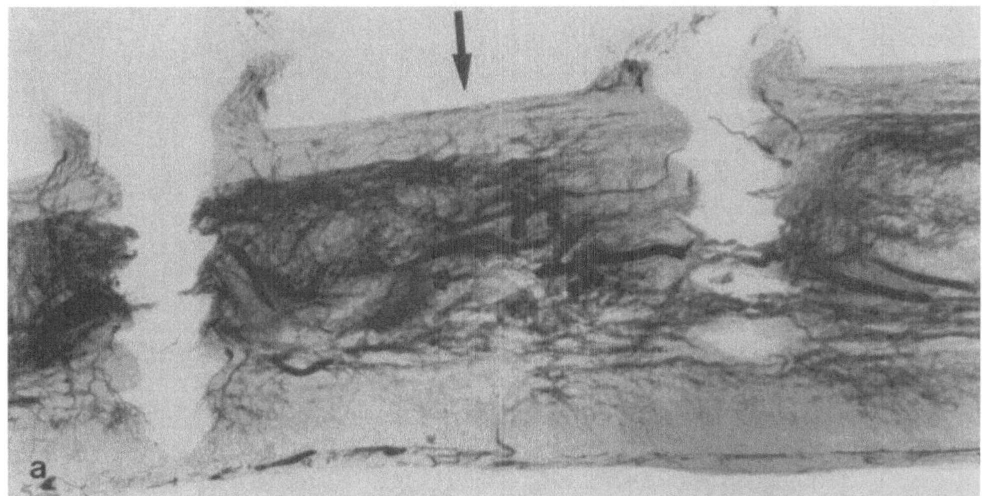

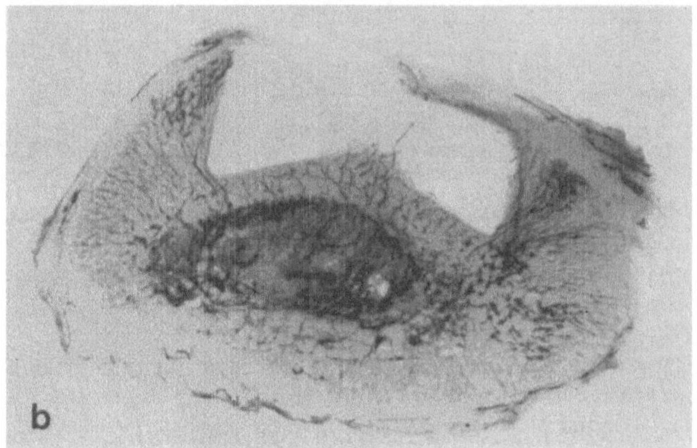

Abb. 32 a,b. Osteotomie (*Pfeil*) mit stabiler Plattenosteosynthese des wachsenden Radius, 4 Wochen postoperativ. Mikroangiogramme, entkalkte Knochenschnitte, 1 mm
a Längsschnitt. Die Osteotomie ist verheilt, das medulläre Gefäßsystem ist wieder hergestellt
b Querschnitt nahe des distalen Schraubenkanals. Die Corticalis unter der Platte ist schmal, die Plattenränder sind eingemauert

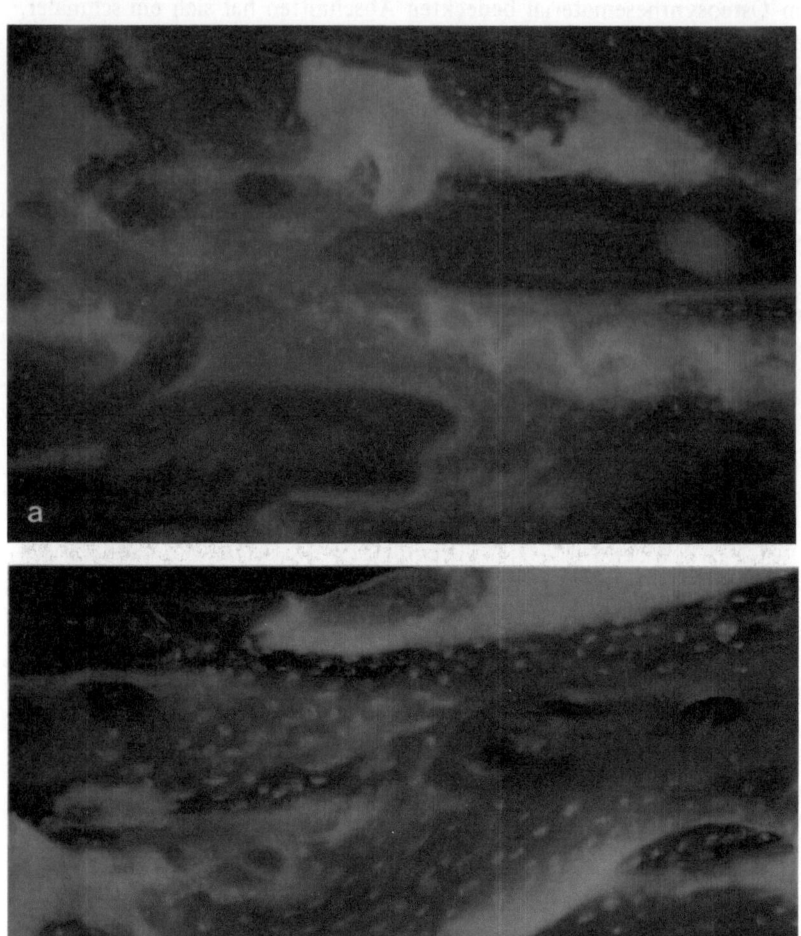

Abb. 33 a-d. Osteotomie des Radiusschaftes mit stabiler Druckplattenosteosynthese, 9 Wochen postoperativ. Markierung mit Calcein grün (3. Woche), Tetracyclin (5. Woche) und Xylenolorange (8. Woche). Der Osteotomiespalt verläuft bei **a** und **b** in Bildmitte
a Havers'scher Umbau in der plattennahen Corticalis. Keine Markierung in der 3. Woche. Vergr. 160:1
b Havers'scher Umbau in der Gegencorticalis mit erkennbarer Ablagerung auch von Calcein grün in der 3. Woche. Vergr. 160:1

Die Osteosyntheseplatte wird zunehmend ummauert, wobei am äußeren Rand der Knochenneubildung eine Corticalis zu erkennen ist. Die Corticalis unter der Platte ist schmal, der Markraum ist enger als bei vergleichbaren unverletzten Knochen (Abb. 32b, vgl. Abb. 3b). Es ist deutlich erkennbar, daß das appositionelle Wachstum und insbesondere die physiologische Drift des Knochens durch das Osteosynthesematerial stark behindert wird.

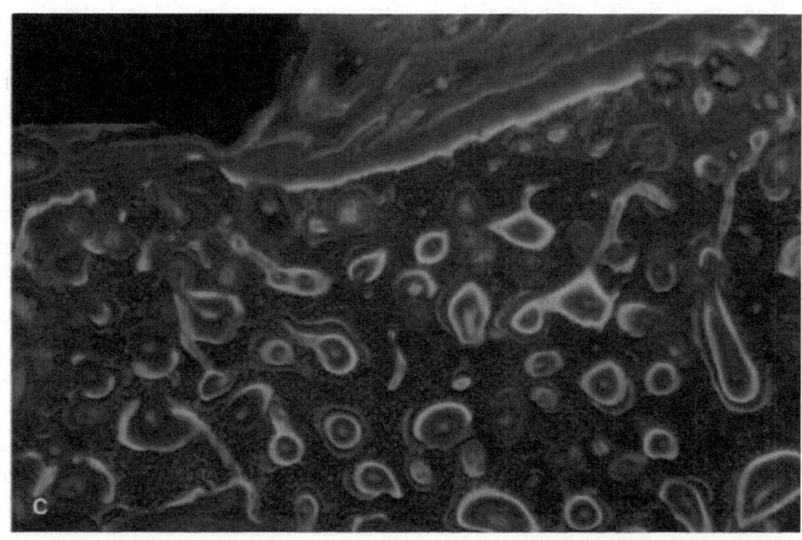

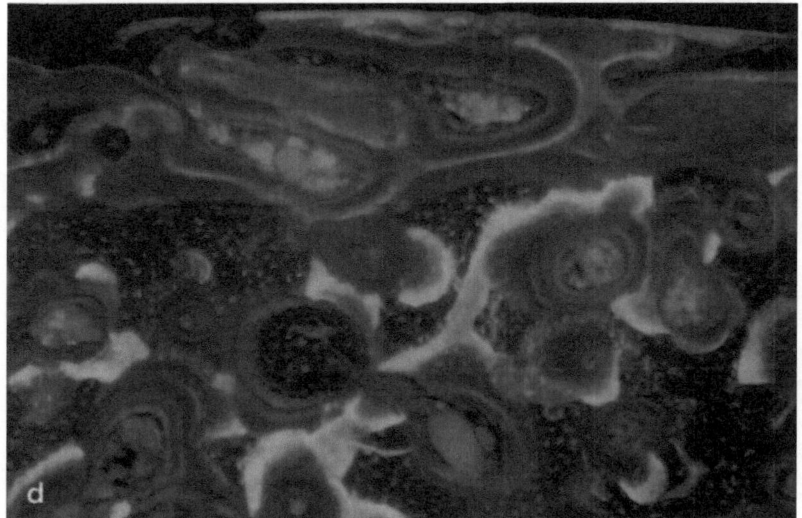

Abb. 33 c,d

c Querschnitt vom Plattenrand distal. Die Markierungen in der 3. und 5. Woche reichen nicht bis an das Plattenlager heran. Vergr. 40:1

d Querschnitt unter der Platte distal. In den tieferen Schichten am unteren Bildrand ist Calcein grün nachweisbar. Bis zur Bildmitte stellt sich Tetracyclin und bis unmittelbar an die Platte heran Xylenolorange dar

Die Markierung mit Fluorochromen zeigt, daß am wachsenden Knochen unter einer stabilen Osteosynthese eine Kontaktheilung oder Spaltheilung möglich ist. Der Haverssche Umbau in der Corticalis unter der Platte ist jedoch im Vergleich zur Gegencorticalis deutlich verzögert. Nur in den inneren Schichten ist die Markierung in der 3. Woche nachweisbar. Die Markierung in der 5. Woche rückt näher an das Plattenlager heran, während der Umbau unmittelbar unter der Platte durch die Markierungssubstanz in der 8. Woche angezeigt wird (Abb. 33a-d).

46

Insgesamt 5mal lockerte sich die Osteosynthese, 3mal distal, 1mal proximal und 1mal beidseits, so daß eine sekundäre Knochenbruchheilung auftrat. Trotz Behinderung durch die gelockerte Platte bildete sich eine ausreichende Callusmenge, die bei genügend langer Versuchsdauer (1mal 4 Wochen, 2mal 6 Wochen) zur Überbrückung der Osteotomie führte. Histologisch wurden im Gegensatz zur spontanen Frakturheilung nach 6 Wochen noch Faserknorpelzonen im Osteotomiebereich nachgewiesen (Abb. 34).

Neben der durch Sekundärheilung weitgehend kompensierten Komplikation der Instabilität fanden sich bei 3 Versuchstieren mit distaler Plattenlockerung Veränderungen an der distalen Epiphysenfuge. 2mal trat eine nach metaphysär gerichtete, erhebliche Verbreiterung des Wachstumsknorpels auf (Abb. 35). Diese Verbreiterung ist als Störung des Abbaus der Knorpelzellsäulen und der Verkalkung der intercolumnären Septen zu verstehen. Sie ist auf eine unzureichende metaphysäre Gefäßversorgung zurückzuführen. In einem Falle wurde eine schwerwiegende Zerstörung der Epiphysenfuge festgestellt (Abb. 36). Der Knorpel war aus seiner Verankerung an der Knochenendplatte herausgebrochen und weitgehend zerstört. Sein Platz war von vordringenden Knochentrabekeln eingenommen worden.

Das durchschnittliche Mehrwachstum des operierten Radius betrug bei dieser Versuchsserie im Vergleich zur Gegenseite 0,5 mm. Die Ulna der operierten Seite war um 0,1 mm gegenüber der Vergleichsseite zurückgeblieben.

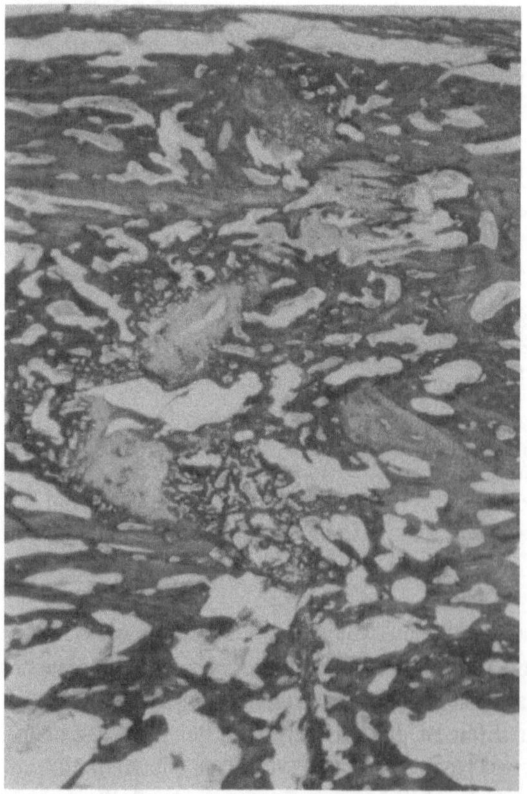

Abb. 34. Osteotomie und Plattenosteosynthese des wachsenden Radius, 6 Wochen postoperativ. Sekundäre Instabilität. Das Plattenlager ist am oberen Bildrand erkennbar. Überbrückung der Osteotomie durch periostalen und endostalen Callus. Im Osteotomiebereich Entwicklung von Faserknorpelzonen. Azan, Vergr. 16:1

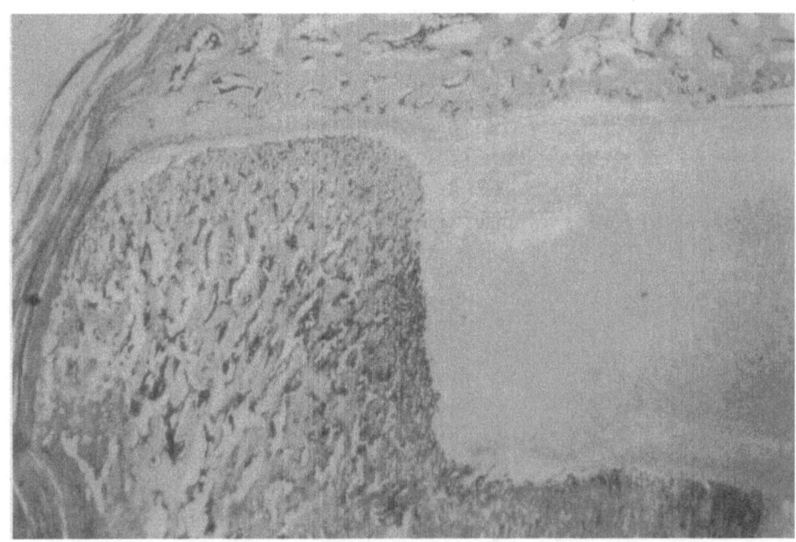

Abb. 35. Distale Radiusepiphysenfuge eines Hundes, 17 Tage nach Schaftosteotomie, Plattenosteosynthese und sekundärer Instabilität. Die Knorpelzellsäulen sind im Zentrum hochgradig verbreitert. Goldner. Vergr. 16:1

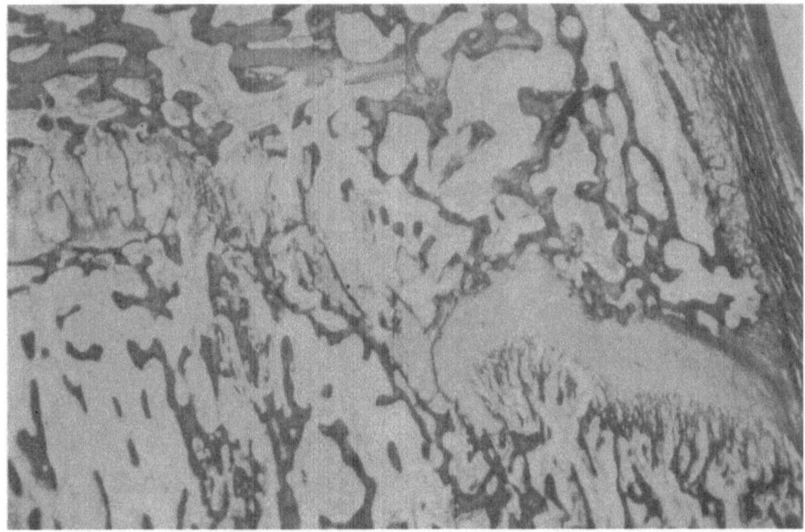

Abb. 36. Distale Wachstumszone eines Hundes, 4 Wochen nach Schaftosteotomie, Plattenosteosynthese und sekundärer Instabilität. Der Knorpel ist auf weite Strecken zerstört, in sein Lager dringen Knochentrabekel ein. Azan, Vergr. 16:1

3.2.6 Frakturheilung nach Osteotomie, Deperiostierung und Druckplattenosteosynthese (8 Hunde)

In dieser Reihe wiesen bei Versuchsende 5 Osteosynthesen einen festen Sitz der Schrauben auf. Die Stabilität lag damit höher als in der vorigen Versuchsserie. Trotz stabiler Osteosynthese trat eine Callusbildung auf, die am proximalen und distalen Plattenende stärker ausgeprägt war und im mittleren Schaftanteil zurückblieb. Nach knapp 6 Wochen zeigte sich die Fraktur röntgenologisch überbaut (Abb. 37a und b).

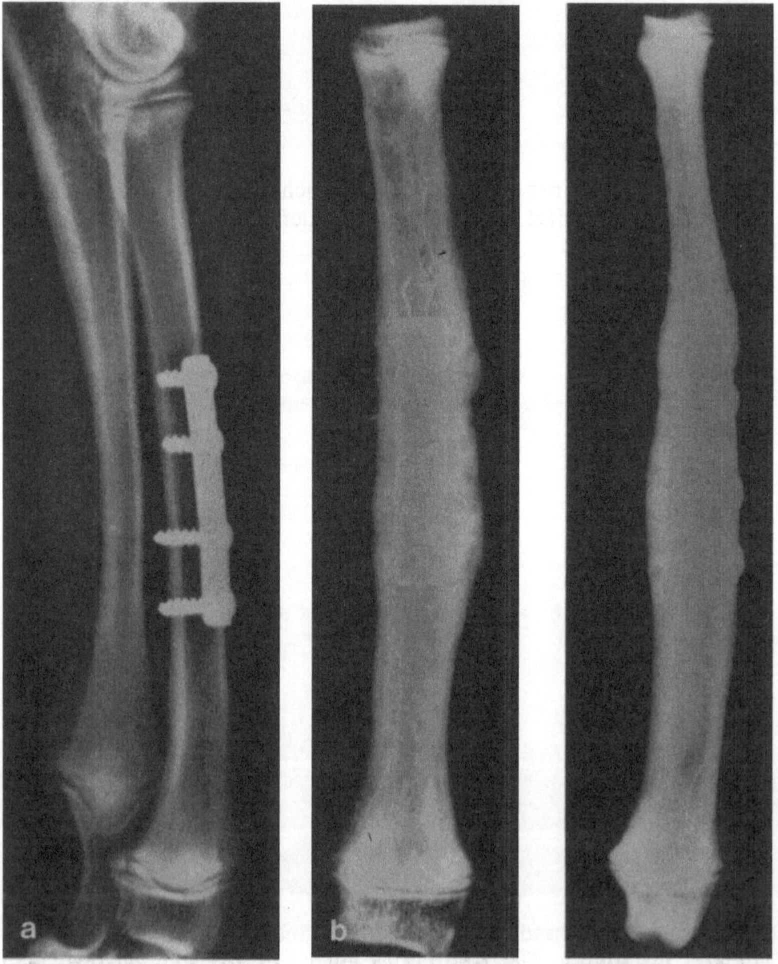

Abb. 37 a,b. Osteotomie, zirkuläre Deperiostierung und Druckplattenosteosynthese am Radius eines wachsenden Hundes
a Aufnahme am Operationstag
b Übersichtsangiogramm nach 5 Wochen und 4 Tagen. Die Osteotomie ist überbaut, es kommt eine unregelmäßige Callusbildung zur Darstellung. Die wiederhergestellte A.nutricia ist eben erkennbar

Im Mikroangiogramm ist unter stabilen Verhältnissen nach 4 Wochen die Rekonstruktion der A.nutricia abgeschlossen. Der Osteotomiespalt ist nur noch an einer leichten Gefäßverdichtung erkennbar (Abb. 38a). An der Oberfläche der deperiostierten Corticalis hat sich außerhalb des Plattenbettes Callus gebildet und ein periostaler Gefäßsaum entwickelt. Die wesentliche Versorgung der Corticalis wird auch in dieser Versuchsreihe von den medullären Gefäßen getragen. Ihre Aufzweigungen dringen auch in die unter der Platte gelegene Corticalis ein und vascularisieren sie in ganzer Breite. Die Gefäße laufen unter der Oberfläche entlang und streben den Plattenlöchern oder dem Plattenrand zu (Abb. 38a-c). Avasculäre Zonen werden in der Corticalis unter der Platte nach 4 Wochen nicht beobachtet.

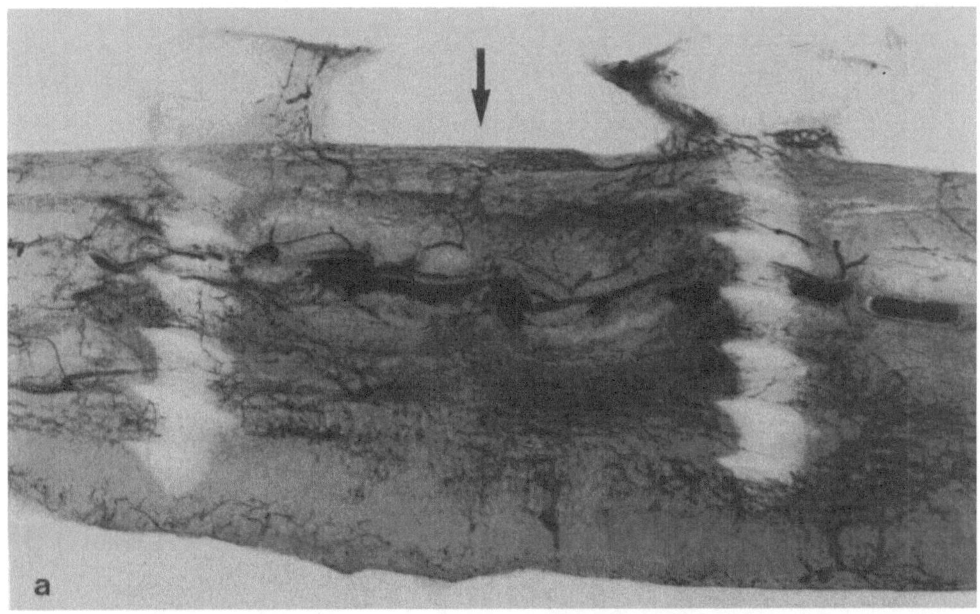

Abb. 38 a-c. Osteotomie, Deperiostierung und stabile Plattenosteosynthese des Radius, 4 Wochen postoperativ
a Längsschnitt in Höhe der Osteotomie (*Pfeil*). Die A.nutricia ist wiederhergestellt, die Corticalis unter der Platte ist in ganzer Breite vascularisiert. Mikroangiographie, entkalkter Knochenschnitt, 1 mm

Abb. 38 b,c s. S. 50

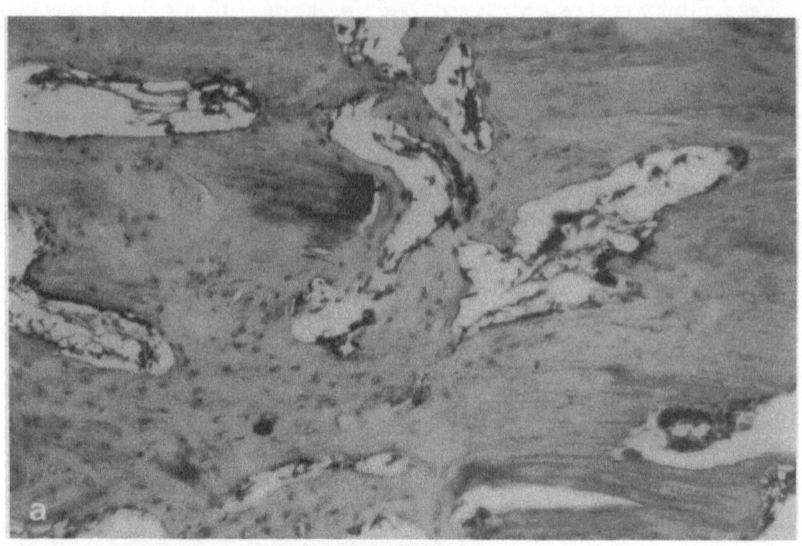

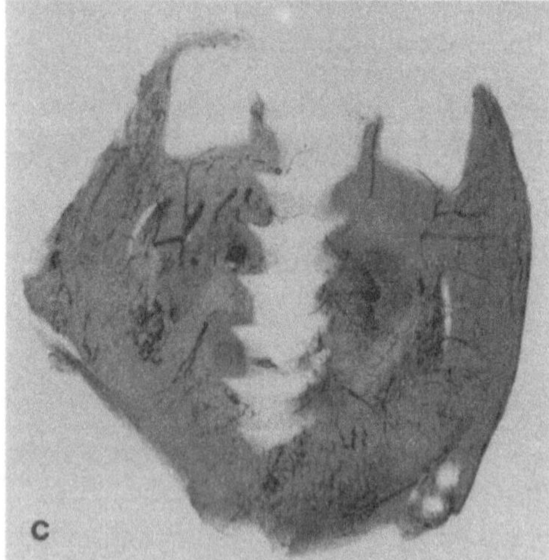

Abb. 38 b,c

b Längsschnitt am proximalen Plattenende. Die Gefäße in der plattennahen Corticalis streben den Schraubenlöchern oder dem Plattenrand zu
c Querschnitt an der distalen Schraube. Unter der Platte finden sich keine avasculären Bezirke. Mikroangiographien, entkalkte Knochenschnitte, 1 mm

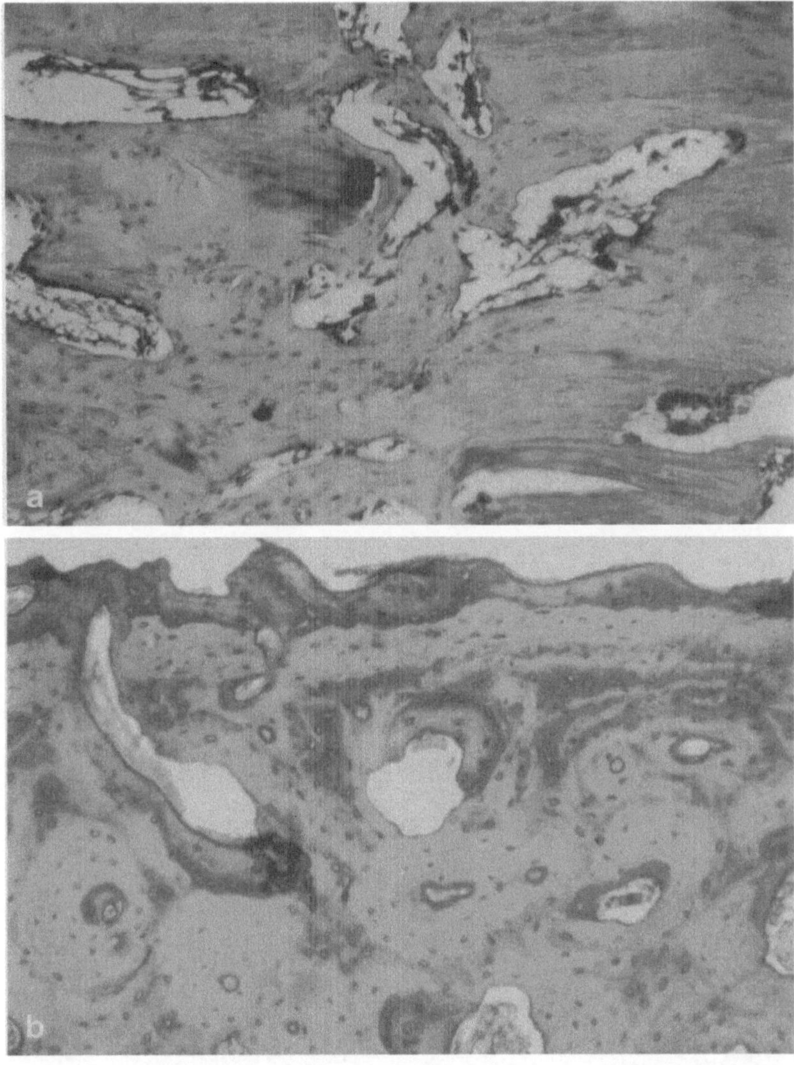

Abb. 39 a,b. Osteotomie, Deperiostierung und stabile Plattenosteosynthese am Radius eines wachsenden Hundes, 6 Wochen postoperativ
a Spaltheilung in der plattennahen Corticalis. Goldner, Vergr. 130:1
b Querschnitt unter der Platte. Die Gefäße reichen bis an das Plattenlager heran. Azan, Vergr. 160:1

Histologisch zeigte sich in der Corticalis unter der Platte bei stabilen Verhältnissen eine Spaltheilung (Abb. 39a). Eine Nekrose des Plattenbettes konnte nicht festgestellt werden. Die Gefäße reichten bis unter die Oberfläche. Die Osteocyten blieben vital (Abb. 39b).

Durch Markierung mit Fluorochromen konnte nachgewiesen werden, daß in der nicht von der Osteosyntheseplatte bedeckten, deperiostierten Corticalis bereits nach 2 Wochen ein Haversscher Umbau stattfand. In der Corticalis unter der Platte war das Auftreten des Umbaus wie in der vorhergehenden Versuchsserie verzögert. Die bis an das Plattenbett reichende Markierung stellte sich erst nach 6 Wochen dar (Abb. 40a und b).

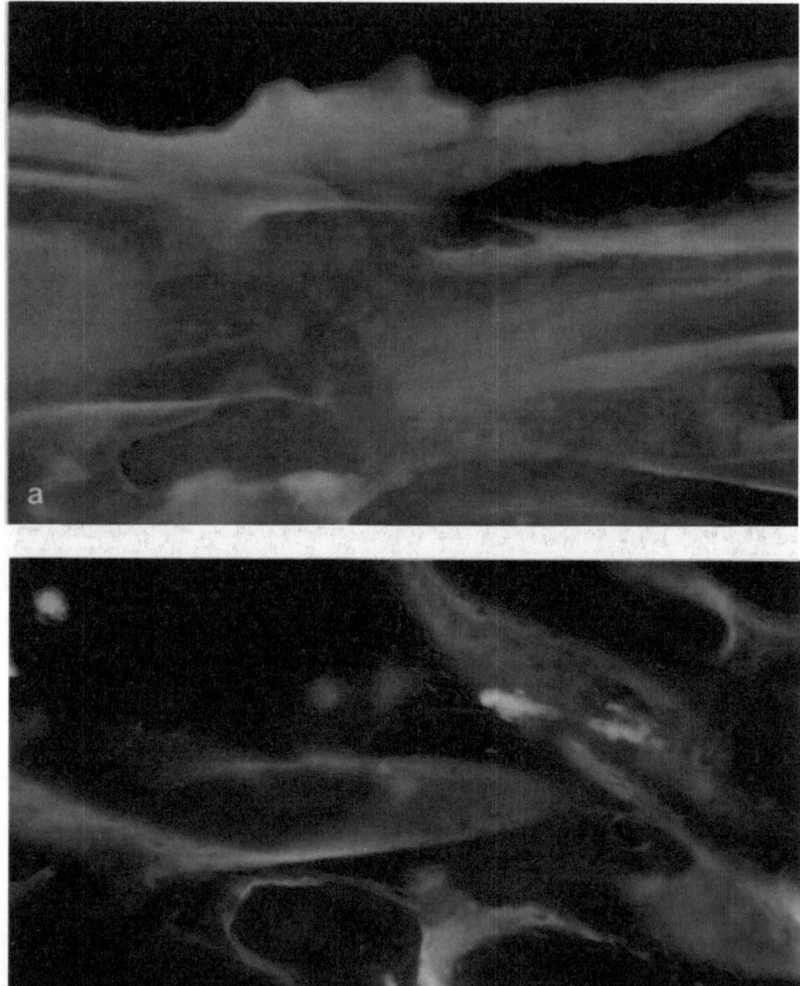

Abb. 40 a,b. Osteotomie, Deperiostierung und stabile Plattenosteosynthese am Radius eines wachsenden Hundes, 9 Wochen postoperativ. Markierung mit Calcein grün (2 Wochen), Xylenolorange (4 Wochen) und Tetracyclin (6 Wochen). Der Osteotomiespalt verläuft jeweils senkrecht in der Bildmitte
a Corticalis unmittelbar unter der Platte. Die Markierung nach 4 Wochen ist als zarter oranger, längs verlaufender Streifen in der Mitte erkennbar. Nach 6 Wochen ist ein Havers'scher Umbau bis an die Platte heran sichtbar. Von rechts dringen neue Gefäße vor
b Havers'scher Umbau in der Gegencorticalis, die bereits eine Markierung nach 2 Wochen erkennen läßt

Pathologische Veränderungen an den Epiphysenfugen konnten bei dieser Versuchsreihe unter stabilen Bedingungen nicht beobachtet werden.

In 3 Fällen wurde eine Lockerung sämtlicher Schrauben festgestellt. Die unterschiedlichen Beobachtungen sollen kurz beschrieben werden:

Nach 6 Wochen war eine Osteotomie unter dem Bilde der knöchernen Sekundärheilung fest geworden. Es hatte sich in ganzer Ausdehung der Deperiostierung unregelmäßiger Callus gebildet, mit Ausnahme der Region unter der instabilen Platte. Der Wachstumsknorpel wies beiderseits keine Veränderungen auf. In einem 3-Wochen-Versuch zeigt sich die distale plattennahe Corticalis nekrotisch, sie wird als Sequester isoliert. Es zeigt sich beiderseits endostaler Callus, der noch zu keiner Überbrückung geführt hat. Im Plattenlager ist kein Callus nachweisbar (Abb. 41a). Auf der Gegencorticalis hat sich trotz Deperiostierung Callus gebildet, dessen instabile Zone durch Faserknorpel gekennzeichnet ist (Abb. 41b). Die benachbarten Wachstumsfugen weisen keine schwerwiegende Veränderung auf.

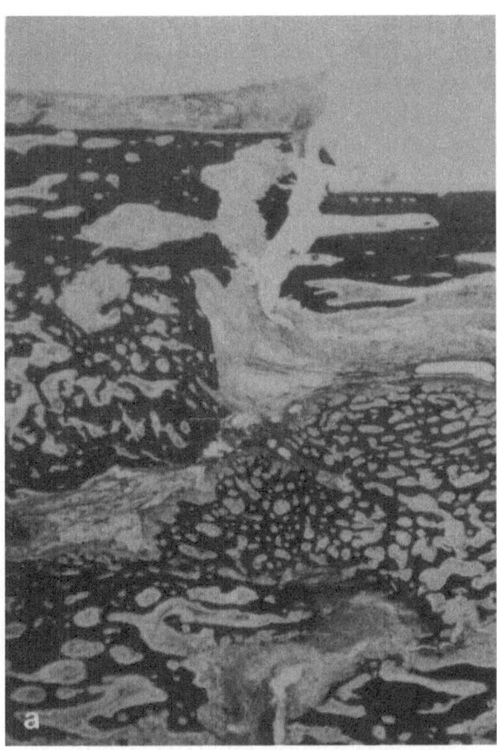
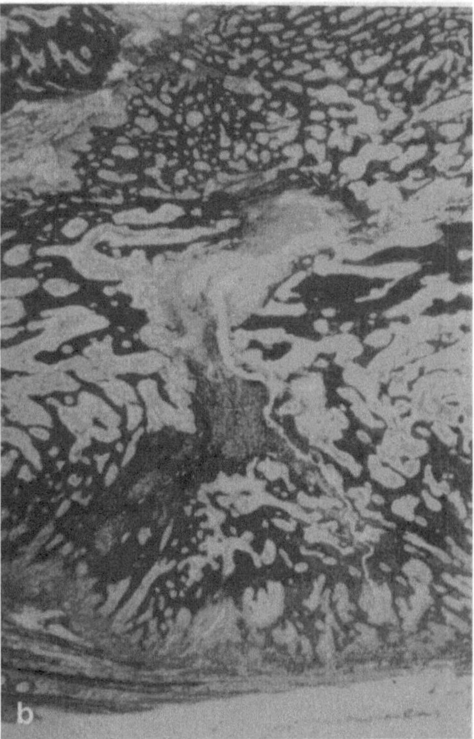

Abb. 41 a,b. Osteotomie, Deperiostierung und Plattenosteosynthese am Radius eines wachsenden Hundes mit sekundärer Instabilität, 3 Wochen nach der Operation
a Die unter der Platte liegende distale Corticalis (rechts) ist nekrotisch. Im Bereich des Plattenlagers hat keine Callusbildung stattgefunden. Der beiderseits sich entwickelnde endostale Callus hat noch nicht zur Stabilisierung der Osteotomie beigetragen. Azan, Vergr. 16:1
b Über der Gegencorticalis hat sich periostaler Callus gebildet, der eine beginnende Überbrückung der Osteotomie anzeigt. Die instabile Zone ist durch Faserknorpel gekennzeichnet. Azan, Vergr. 16:1

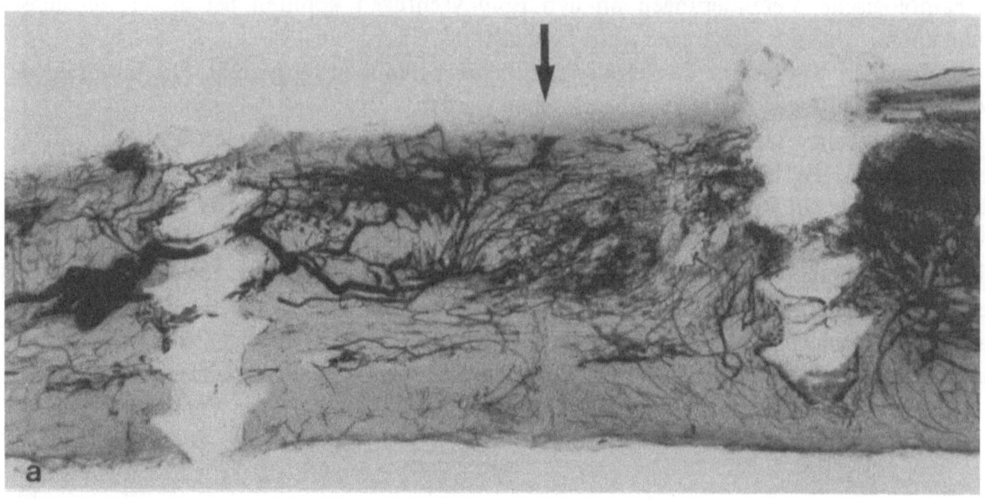

Abb. 42 a-c. Osteotomie, Deperiostierung und Osteosynthese des Radius, 2 Wochen postoperativ, sekundäre Instabilität
a Längsschnitt in Höhe der Osteotomie (*Pfeil*). Die Instabilität ist an den Kontrastmittelsäumen der Schraubenkanäle erkennbar. Der Markraum wird von ungeordnet erscheinenden Gefäßen vascularisiert. Die Corticalis unter der Platte ist distal (*rechts*) weitgehend avasculär. Mikroangiogramm, entkalkter Knochenschnitt, 1 mm

Die Instabilität erschien bei einem 2-Wochen-Versuch nur gering, zeigte jedoch an den Wachstumszonen beträchtliche, z.T. irreparable pathologische Veränderungen. Die Mikroangiographie im Bereich der Osteotomie läßt die Instabilität an den kontrastmittelmarkierten Säumen der Schraubenkanäle erkennen (Abb. 42a). Der Markraum weist ungeordnet erscheinende Gefäße auf, die den Osteotomiespalt kreuzen. Die nicht von Osteosynthesematerial bedeckte Corticalis wird von den medullären Gefäßen versorgt, wobei im distalen Fragment vermehrt Anastomosen mit den periostalen Gefäßen beobachtet werden. Die proximale Corticalis unter der Platte ist vollständig vascularisiert, während in der distalen plattennahen Corticalis keine nennenswerten Gefäße nachzuweisen sind. Der proximale Epiphysenknorpel ist in seinem Zentrum auf das 6fache seiner ursprünglichen Höhe verbreitert (Abb. 42b). Vom Medullarraum her ziehen einzelne Gefäße zu dem veränderten Knorpel, während die eigentlichen, vom Periost ausgehenden metaphysären Gefäße die Randpartien der Metaphyse versorgen, die wesentlich stärker vascularisiert erscheinen. Das distale Radiusende weist eine schwerwiegendere Veränderung auf (Abb. 42c): Verbreiterter Epiphysenknorpel ist aus seiner Verankerung gelöst und nach metaphysär disloziert. Die ehemalige Epiphysenfuge wird von zahlreichen epiphysären Gefäßen durchkreuzt, die zu dem Knorpelfragment führen. Metaphysäre Gefäße sind ebenfalls auf die Knorpelinsel gerichtet und bilden um sie herum einen dichten Gefäßsaum. In unmittelbarer Umgebung des Knorpels sind kontrastmittelgefüllte, venöse Strukturen dargestellt.

Das durchschnittliche Mehrwachstum des operierten Radius betrug in dieser Serie 0,5 mm. Die Ulna war durchschnittlich um 0,2 mm verlängert.

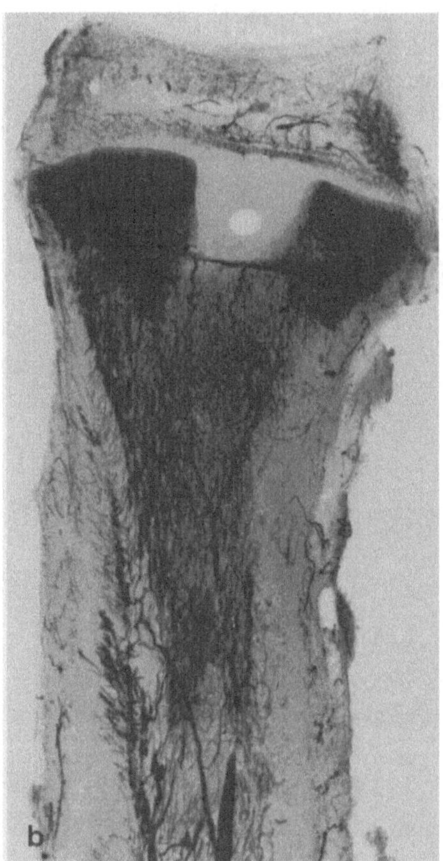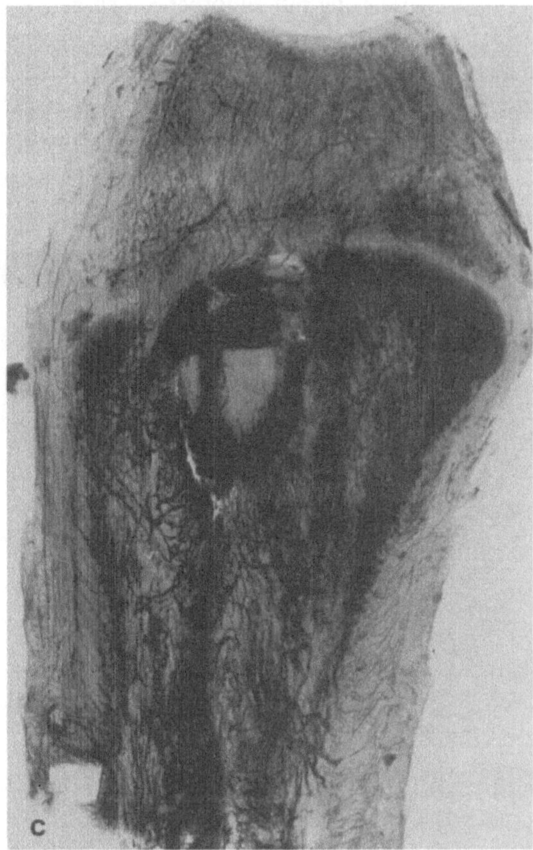

Abb. 42 b,c

b Proximales Radiusende. Der Wachstumsknorpel ist im Zentrum auf das 6fache verbreitert. Mikroangiogramm, entkalkter Knochenschnitt, 1 mm

c Distales Radiusende. Der verbreiterte Wachstumsknorpel ist nach metaphysär disloziert. Die zerstörte Fuge wird von zahlreichen, epiphysären Gefäßen überquert. Mikroangiogramm, entkalkter Knochenschnitt, 1 mm

3.2.7 Einheilung eines zylindrischen Fragments unter Kompressionsplattenosteosynthese (10 Hunde)

Die Einteilung in stabile und instabile Verlaufsformen hat sich auch für die folgenden Versuchsserien als sinnvoll erwiesen. Nur 3 Osteosynthesen wiesen bei Versuchsende zwischen 1 und 9 Wochen noch einen festen Sitz der Schrauben auf, während in 7 Fällen die Schrauben gelockert waren (2mal nur distal, 1mal nur proximal und 4mal proximal und distal).

Auch bei anhaltenden stabilen Verhältnissen wurde eine Callusreaktion beobachtet, sie blieb jedoch im Bereich des Zylinders, der mit Periost gedeckt war, deutlich hinter der der benachbarten Hauptfragmente zurück.

   Durch Markierung mit Fluorochromen zeigte sich, daß in der Corticalis des Zylinders in der 3. Woche noch kein Haversscher Umbau stattfand. In der 5. Woche war ein Knochenumbau in der nicht von Osteosynthesematerial bedeckten Corticalis nachzuweisen, während in der Zylindercorticalis unmittelbar unter der Platte erst die Markierungsubstanz in der 8. Woche zu erkennen ist (Abb. 43a und b).

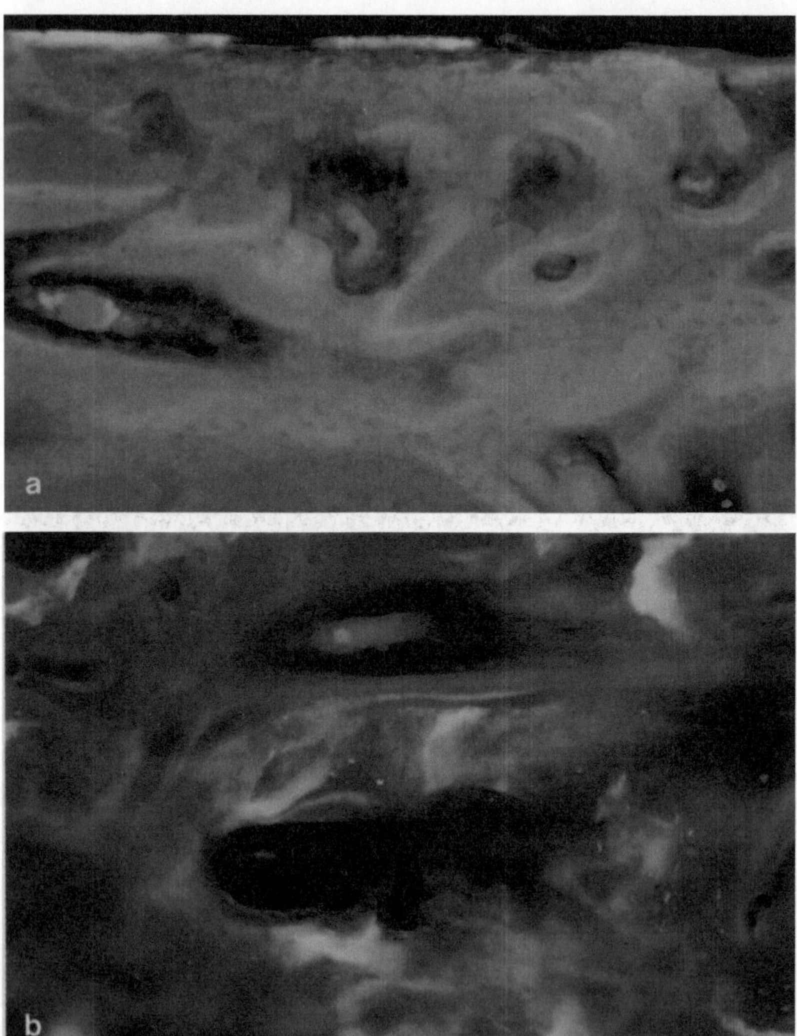

Abb. 43 a,b. Zweifache Osteotomie und stabile Druckplattenosteosynthese am Radius eines wachsenden Hundes, 9 Wochen postoperativ. Markierung mit Calcein grün (3. Woche), Tetracyclin (5. Woche) und Xylenolorange (8. Woche)
a Zylindercorticalis unter der Platte. Nur die Markierung in der 8. Woche wird deutlich. Vergr. 160:1
b Proximaler Osteotomiespalt (Bildmitte) in der Gegencorticalis. Calcein grün kommt nur schwach im proximalen Hauptfragment (*rechts*) zur Darstellung.Tetracyclin und Xylenolorange werden auch im Zylinder (*links*) nachgewiesen. Vergr. 160:1

Instabilität führte stets zu einer teilweisen oder vollständigen Lyse des zylindrischen Fragments (Abb. 44a und b). Eine Überbrückung durch Callusreaktion konnte einmal innerhalb von 9 Wochen beobachtet werden.

Im Mikroangiogramm zeigt sich bei Lockerung der Osteosynthese nach 4 Wochen eine Nekrose der unter der Platte liegenden ausgesägten Corticalis (Abb. 45b). Die benachbarten, plattennah liegenden Corticalisbezirke werden vom Markraum aus versorgt. Die Zone größter Instabilität liegt im Bereich der proximalen Osteotomie und ist durch einen gefäßfreien Streifen gekennzeichnet. Eine Rekonstruktion der A.nutricia war in keinem der Präparate nachzuweisen.

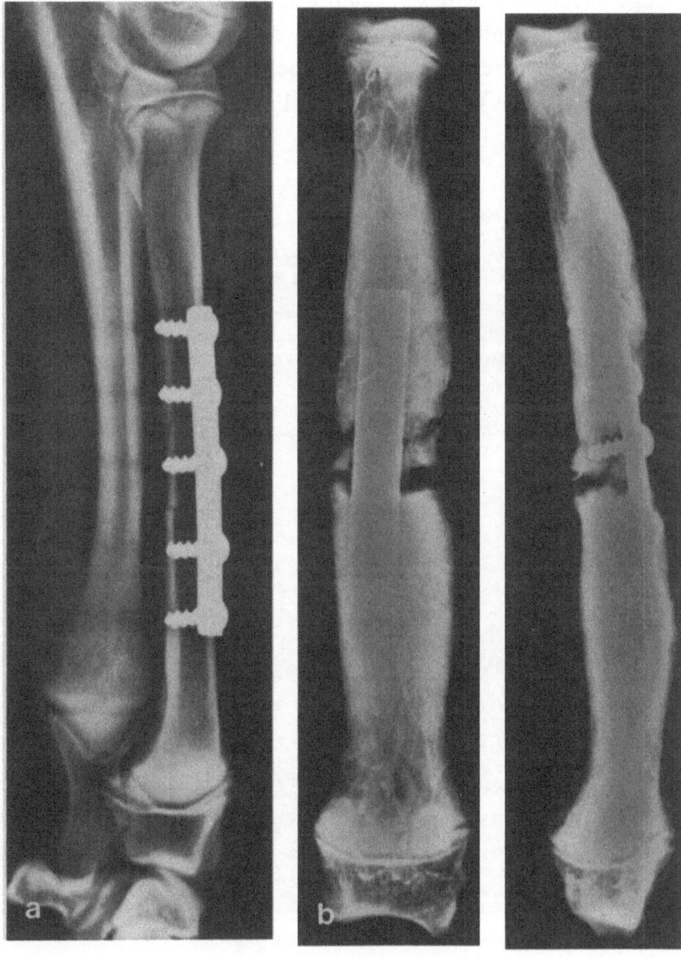

Abb. 44 a,b. Zweifache Osteotomie und Osteosynthese mit 5-Loch-Drittelrohrplatte
a Aufnahme unmittelbar postoperativ
b Übersichtsangiogramm nach 6 Wochen bei sekundärer Instabilität. Das zylindrische Fragment liegt isoliert und ist nekrotisch

An der distalen Epiphysenfuge ist eine hochgradig verbreiterte Knorpelzone erkennbar, die jedoch an ihrer Basis bereits wieder eingeengt und aufgelöst wird (Abb. 45a). Es entsteht eine Knorpelinsel in der Metaphyse, während die Wachstumszone sich zu normalisieren beginnt.

Histologisch bestätigt sich die Beobachtung, daß unter instabilen Verhältnissen das isolierte, periostbedeckte Segment der Nekrose anheimfällt (Abb. 46). Reste der Corticalis sind nach 6 Wochen nicht mehr erkennbar, es werden lediglich ausgedehnte Nekrosezonen und Ansätze einer Callusbildung sichtbar.

In 2 Fällen wurde die Zerstörung des distalen Wachstumsknorpels beobachtet mit Vordringen von Knochentrabekeln über die Fuge hinweg (Abb. 47). Neben diesen irreparablen Zerstörungen wurde bei instabilen Verhältnissen insgesamt dreimal eine rückbildungsfähige Verbreiterung des distalen Wachstumsknorpels festgestellt.

Das durchschnittliche Wachstum des operierten Radius blieb in dieser Versuchsserie um 0,5 mm gegenüber der Vergleichsseite zurück. Die Ulna der Operationsseite wies eine durchschnittliche Verkürzung um 0,1 mm auf.

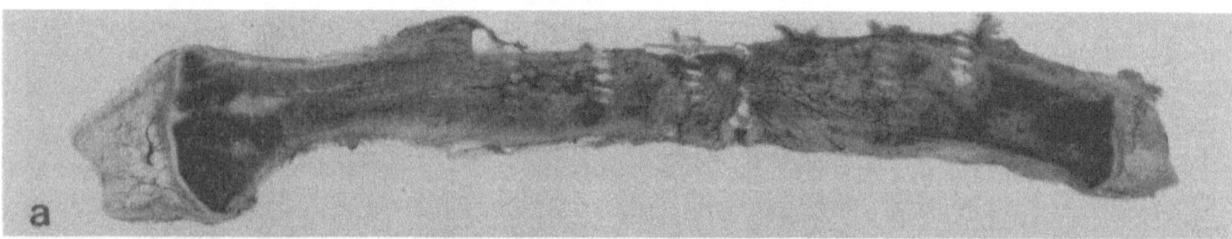

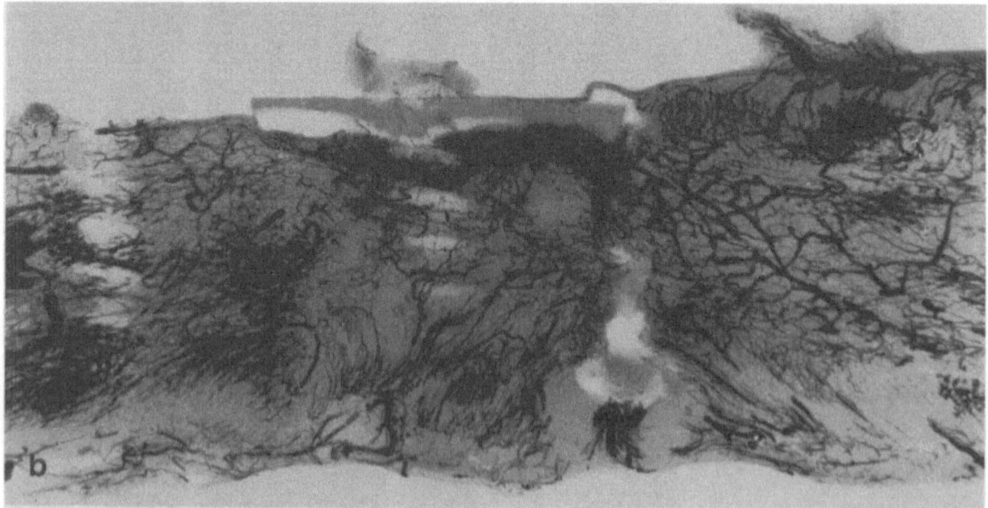

Abb. 45 a,b. Zweifache Osteotomie und Plattenosteosynthese am Radius eines wachsenden Hundes, 4 Wochen postoperativ, sekundäre Instabilität
a Übersicht. Der distale Wachstumsknorpel ist verbreitert, er wird an der Basis bereits wieder abgebaut
b Ausschnittvergrößerung in Höhe der Osteotomien. Die instabile Zone liegt proximal. Die plattennahe Corticalis zwischen den Osteotomien ist nekrotisch. Mikroangiogramm, entkalkter Knochenschnitt, 1 mm

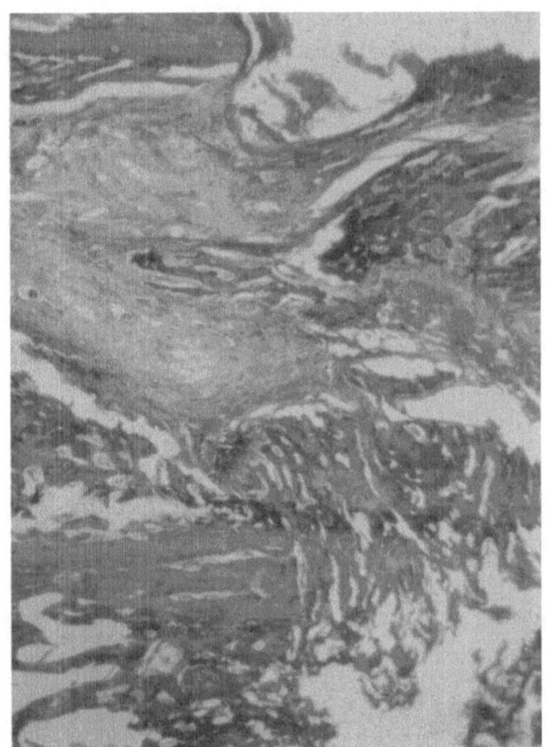

Abb. 46. Sekundäre Instabilität nach
Aussägen eines zylindrischen Frag-
mentes und Plattenosteosynthese am
Radius eines wachsenden Hundes,
6 Wochen nach der Operation. Die
Corticalis des zylindrischen Fragments (*rechts*) ist nicht mehr erkennbar. Die Nekrosezone reicht bis in
den Markraum des distalen Hauptfragments (*links*). Azan, Vergr. 16:1

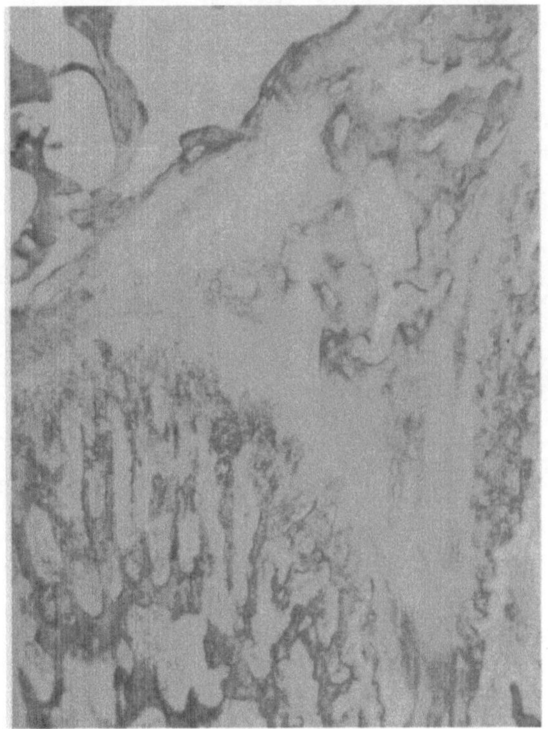

Abb. 47. Zerstörung des distalen
Wachstumsknorpels, 6 Wochen nach
zweifacher Osteotomie des Radius,
Plattenosteosynthese und anschlies-
sender Instabilität. Der Wachstumsknorpel ist keilförmig verbreitert,
von epiphysär dringen Trabekel über
die Fuge vor. Azan, Vergr. 40:1

3.2.8 Einheilung eines zylindrischen, deperiostierten Fragments unter Kompressionsplattenosteosynthese (9 Hunde)

In dieser Versuchsserie konnte unter einer stabilen Plattenosteosynthese in 4 Fällen das vollständige Einheilen eines deperiostierten Zylinders beobachtet werden. Eine Callusbildung trat stets auf, sie war im Bereich der Hauptfragmente stärker ausgeprägt und wies in Höhe des Zylinders eine Taille auf (Abb. 48a und b).

Fluorescenzmikroskopisch zeigt sich, daß in der nicht von der Osteosyntheseplatte bedeckten Corticalis bereits in der 3. Woche ein geringgradiger Umbau stattfand (Abb. 49a). Die in der 5. Woche applizierte Markierungssubstanz ist auch in der Corticalis unter der Platte nachweisbar, sie erreicht jedoch nur an den Begrenzungen des Zylinders den äußeren

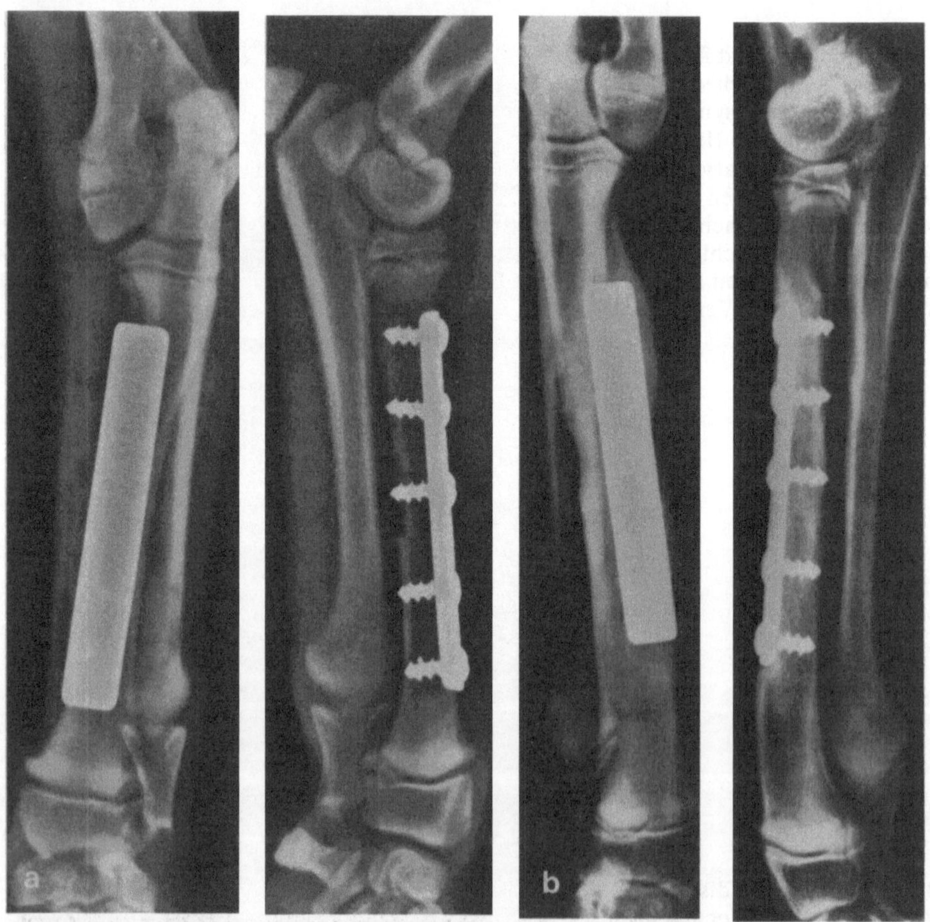

Abb. 48 a,b. Zweifache Osteotomie, Deperiostierung des zylindrischen Fragments und stabile Plattenosteosynthese am Radius eines wachsenden Hundes
a Aufnahme am Operationstag
b Röntgenkontrolle nach 6 Wochen. Das ausgesägte Fragment ist eingeheilt. Die Callusbildung bleibt zwischen den Osteotomien deutlich zurück

Corticalisrand, zur Mitte hin weicht sie bis etwa auf die Hälfte der Corticalis zurück. Erst durch die Markierung in der 8. Woche ist ein vollständiger Haversscher Umbau in dem zylindrischen Fragment festzustellen (Abb. 49 b).

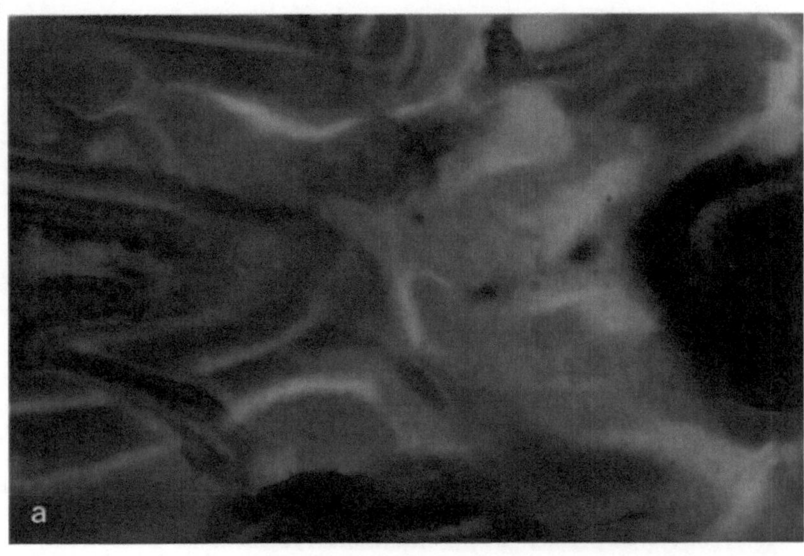

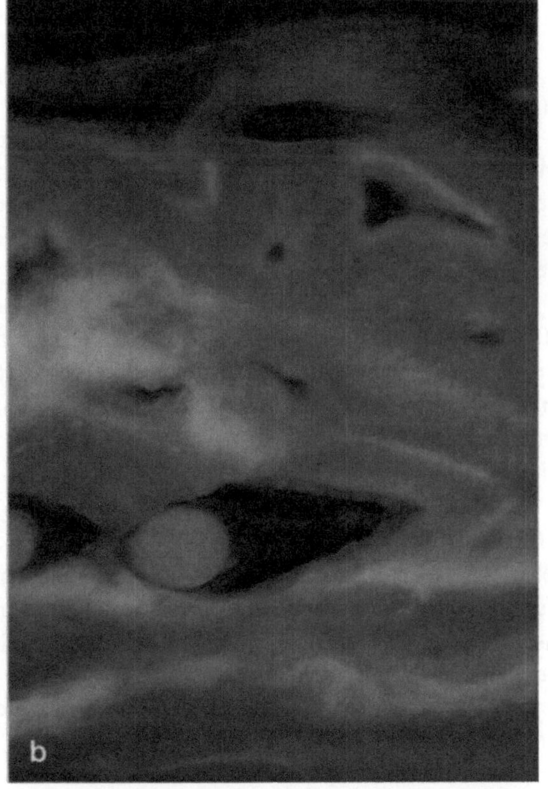

Abb. 49 a,b. Zylindrisches, deperiostiertes Diaphysenfragment vom Radius eines wachsenden Hundes. Stabile Druckplattenosteosynthese. Markierung mit Calcein grün (3. Woche), Tetracyclin (5. Woche) und Xylenolorange (8. Woche)

a Havers'scher Umbau in der plattenfernen Corticalis. Calcein grün ist als zartes grünes Band nachweisbar. Rechts wird das Lager eines Schraubengewindes erkennbar. Vergr. 160:1

b Umbauvorgänge der plattennahen Corticalis in Höhe des proximalen Osteotomiespalts. Das Plattenlager befindet sich am oberen Bildrand. Die Tetracyclinmarkierung weicht im zylindrischen Fragment (rechts) von der Oberfläche zurück. Vergr. 160:1

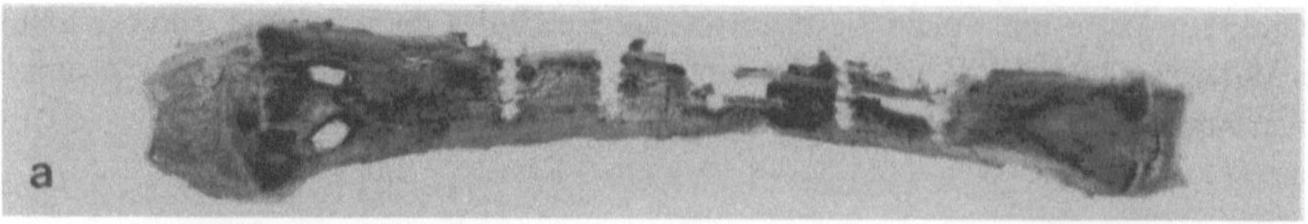

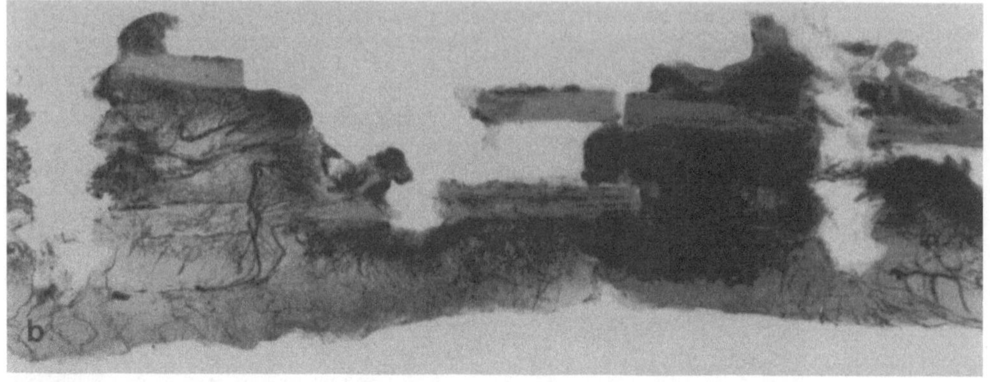

Abb. 50 a,b. Zylindrisches, deperiostiertes Fragment unter instabilen Osteosyntheseverhältnissen, 2 Wochen postoperativ
a Übersicht. Beide Epiphysenfugen sind zerstört. Die Corticalis unter der Platte ist nicht revascularisiert
b Ausschnittvergrößerung. Das zylindrische Fragment ist nekrotisch. Auf der plattenfernen Seite wird ein Periostregenerat erkennbar. Mikroangiogramm, entkalkter Knochenschnitt, 1 mm

Unter stabilen Verhältnissen zeigten die Wachstumszonen keine pathologische Veränderung.

Unter den instabilen Plattenosteosynthesen fanden sich eine beidseitige, zwei proximale und zwei distale Plattenlockerungen. In zwei Fällen war der distale Epiphysenknorpel teilweise verbreitert. Im Fall der vollständigen Plattenlockerung wurde die Epiphysenfuge beidseits durch epiphysäre Gefäße durchbrochen, was als bleibende Schädigung angesehen werden muß (Abb. 50a).

Das zylindrische Fragment ist nach 2 Wochen bei völliger Instabilität nekrotisch (Abb. 50b). Auf der nicht von der Platte bedeckten Corticalis hat sich ein Periostregenerat entwickelt, das einen unregelmäßigen Callus gebildet hat. Durch den distalen Osteotomiespalt kann ein kräftiges, periostales Gefäß in den Markraum vordringen. Die Corticalis unter der Platte ist in ganzer Ausdehnung gefäßlos; hier konnte keine Callusbildung stattfinden.

Nach 6 Wochen wurden histologisch Veränderungen am distalen Wachstumsknorpel bei einseitiger Instabilität beobachtet, die besondere Beachtung verdienen. Von dem zunächst verbreiterten Wachstumsknorpel hat sich eine Knorpelinsel abgetrennt, ihre ehemalige Verbindung zur Wachstumsfuge ist noch an einer Straße von zahlreichen kleineren Knorpelinseln erkennbar. Der Wachstumsknorpel selbst hat sich normalisiert und weist keine pathologischen Veränderungen mehr auf (Abb. 51b). Die versprengten Knorpelzellsäulen bestehen aus zahlreichen hypertrophen, nicht mehr teilungsfähigen, aber noch vitalen Knorpelzellen (Abb. 51c und d).

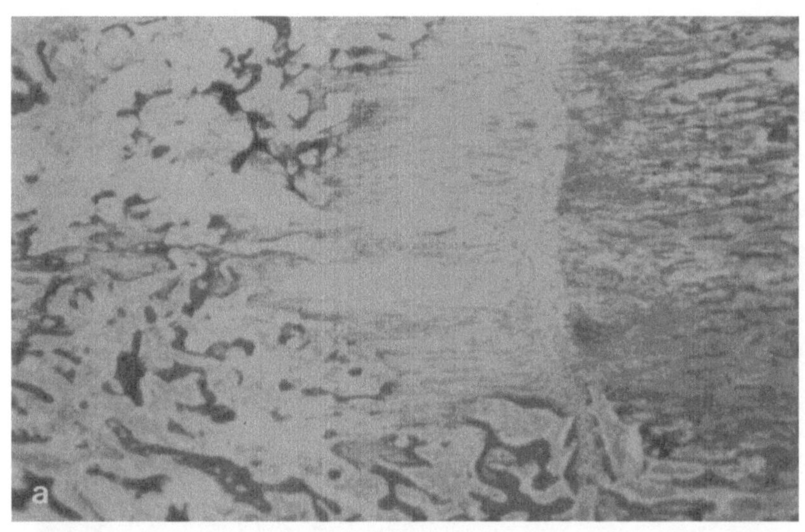

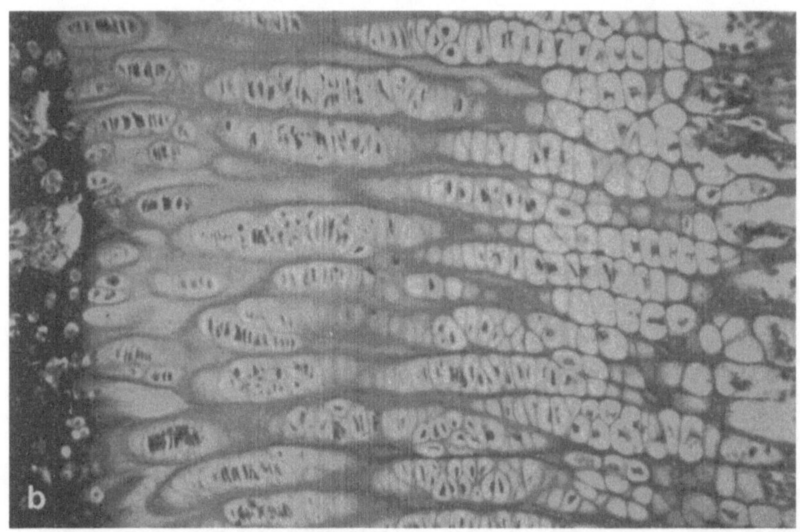

Abb. 51 a-c. Distaler Wachstumsknorpel, 6 Wochen nach 2facher Schaftosteotomie, Deperiostierung des ausgesägten Fragments und Plattenosteosynthese. Sekundäre Instabilität
a Nach metaphysär versprengte Knorpelzellsäuleninsel. Eine Straße aus Knorpelresten zieht zur Wachstumsfuge. An der medullären Front wird der Knorpel durch Gefäße abgebaut. Azan, Vergr. 16:1
b Der entsprechende Wachstumsknorpel in Höhe der Epiphysenfuge weist keine pathologischen Veränderungen auf. Azan, Vergr. 160:1

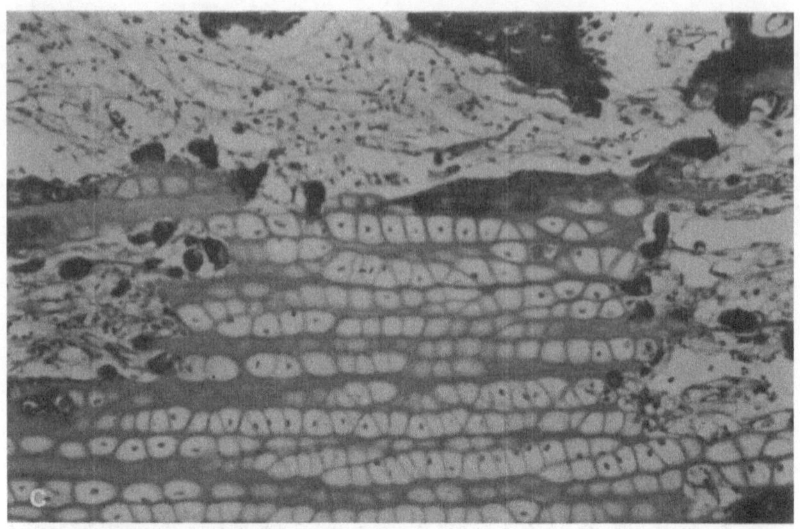

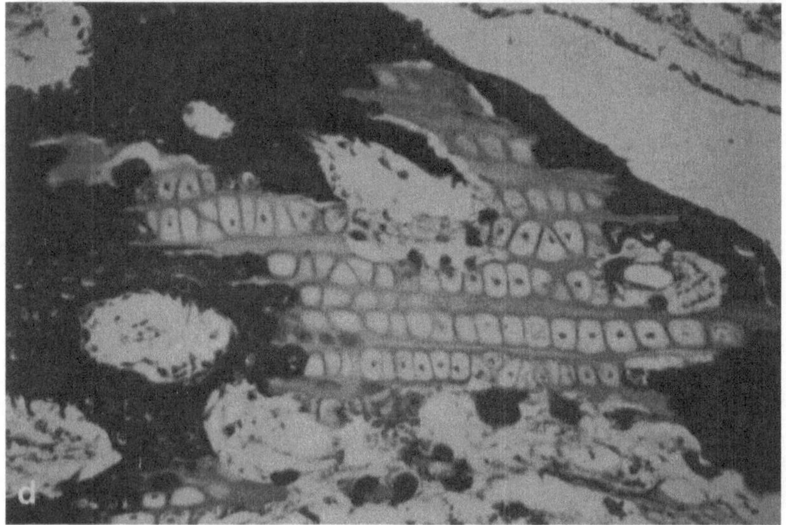

Abb. 51 c,d
c Eine kleine Knorpelinsel wird an 3 Seiten von Chondroclasten abgebaut. Azan, Vergr.
160:1
d Einmauerung eines Knorpelrests durch Knochenneubildung. Azan, Vergr. 160:1

Die Auflösung der Knorpelzellsäulen erfolgt auf der zum Markraum gerichteten Front
durch Gefäße, wie dies auch bei unveränderten Knorpelzellsäulen beobachtet wird (Abb.
51a). Auf der Rückseite und seitlich sind für den Abbau jedoch große, mehrkernige Chondroclasten verantwortlich, die die Knorpelzellsäulen teilweise sogar in die Zange nehmen.
Einzelne Knorpelreste werden auch durch Knochenablagerungen eingemauert (Abb. 51c
und d).

Der operierte Radius blieb bei allen Versuchstieren dieser Serie im Durchschnitt um
0,8 mm im Wachstum zurück. Die gleichseitige Ulna wies eine Verkürzung von 0.6 mm auf.

4 Diskussion

Unter physiologischen Bedingungen versorgt die A.nutricia mit ihren Aufzweigungen beim wachsenden Hund die inneren zwei Drittel der diaphysären Corticalis. Untersuchungen an der Tibia des ausgewachsenen Hundes zeigten ebenfalls die medullären Gefäße als das dominierende Gefäßsystem, so daß hier keine wesentlichen Unterschiede festzustellen sind (Schweiberer et al. 1970; Dambe 1971; Schweiberer et al. 1974). Die Mikroangiographien im Wachstumsalter zeigen deutlich, daß die Mehrzahl der in die Corticalis eindringenden Gefäße vom Markraum ausgehen, in den Volkmannschen Kanälen verlaufen und die Verzweigungen in den Haversschen Kanälen speisen. Die wesentlich schwächeren periostalen Gefäße dringen überwiegend schräg in das äußere Drittel der Corticalis ein. Sie halten während des appositionellen Wachstums die Versorgung der Primärosteone aufrecht. Durch den Haversschen Umbau mit Auftreten sekundärer Osteone wird der größte Teil der Corticalis jedoch an die medulläre Gefäßversorgung angeschlossen (Schenk 1978).

Die metaphysären Gefäße sind im Wachstumsalter nur schwach ausgeprägt. Die wesentliche Versorgung der Metaphysen erfolgt ebenfalls durch die Endverzweigungen der A. nutricia. Metaphysäres und epiphysäres Gefäßsystem sind durch den Wachstumsknorpel voneinander getrennt. Sie stehen nur über perichondrale und periostale Anastomosen in Verbindung. Der Knorpel ist in der Regel gefäßfrei. Transcartilaginäre Anastomosen konnten wir nur am Humeruskopf lateral sowie besonders eindrucksvoll im Apophysenknorpel der Tuberositas tibiae nachweisen. Die wesentliche Rolle des Periosts am wachsenden Röhrenknochen wird erst bei einer knöchernen Verletzung deutlich. Durch Bildung von periostalem Callus erfolgt eine Umhüllung der Fraktur mit zunehmender Stabilisierung. Unter dieser Stabilisierung durch den Callusmantel erfolgt die Revascularisation der Frakturzone und die Bildung neuer, den Frakturspalt überkreuzender Osteone. Die sekundäre Frakturheilung verläuft prinzipiell nicht anders als beim Erwachsenen (Schweiberer u. Schenk 1977).

Auf das Anlegen von Cerclagen oder Ligaturen reagiert der wachsende Knochen mit einer Callusbildung. Die Gefäßversorgung des Callus erfolgt im wesentlichen über die medullären Gefäße, die die Corticalis in ganzer Breite durchqueren und sich im Callus aufzweigen. Hier bilden sie Anastomosen mit den Gefäßen aus der Umgebung. Als Ursache der Callusbildung sind Operationstrauma und Reiz des Fremdkörpers verantwortlich zu machen. Unter den Schlingen ist neben dem Vordringen der Gefäße eine endostale Reaktion mit Knochenanbau zu beobachten. Periost und Corticalis unter der Cerclage oder Ligatur sind gut vascularisiert. Nekrosen konnten nicht festgestellt werden. Diese Beobachtungen am Radius wachsender Hunde stimmen mit den Befunden überein, die wir in früheren Versuchen nach Cerclage des Radius an ausgewachsenen Hunden erheben konnten (Eitel et al. 1976, Klapp et al. 1976).

Durch Arbeiten von Enlow (1963) und Schenk (1976) ist bekannt, daß der Schaft eines Röhrenknochens im Verlaufe des Wachstums seinen Krümmungsradius vergrößert und damit seine räumliche Lage verändert. Für diese Wanderung des Knochens ist ein differenzierter An- und Abbau sowohl auf der periostalen wie auf der endostalen Seite verantwortlich. Unsere Untersuchungen haben gezeigt, daß sich die Cerclagen oder Ligaturen der Weiterentwicklung des Knochens — insbesondere dem periostalen Anbau — zunächst entgegenstellen. Durch appositionelles Wachstum in der Umgebung wird der relativ schmale Fremdkörper jedoch eingemauert und kann die weitere Drift des Knochens nicht nachhaltig stören. Der Knochen kann auf diese Weise über eine Schlinge hinwegwandern, während sich die Gegenseite der Schlinge immer weiter vom Knochen entfernt.

Bei der Plattenosteosynthese ist dasselbe Phänomen zu beobachten, jedoch stellt die Platte ein sehr viel größeres, fast unüberwindlich erscheinendes Hindernis dar. Bei Plattenlage auf einer Seite mit starker Appositionsrate kann sich der Knochen nur seitlich der Platte weiterentwickeln und ummauert die Plattenränder. So ist die Beobachtung zu erklären, daß trotz stabiler Osteosynthese eine Einmauerung der Platte stattfindet. Die Corticalis unter der Platte wird in ihrer Entwicklung gestört, auch wenn das Periost nicht entfernt wurde. Sie bleibt so schmal wie am Tage der Osteosynthese; durch resorptive endostale Vorgänge kann sogar noch eine Verschmälerung eintreten. Nach Entfernung des Osteosynthesematerials ist die Gefahr einer Refraktur gegeben.

Bei den Ostetomien mit nachfolgender Osteosynthese trat in mehr als der Hälfte der Fälle eine Lockerung des Osteosynthesematerials auf. Die Ursache ist im wesentlichen darin zu suchen, daß die Versuchstiere bereits nach wenigen Tagen die operierte Extremität wieder voll belasteten. Es ist jedoch auch in Betracht zu ziehen, daß das in den meisten Fällen erhaltene Periost einen direkten Kontakt zwischen Platte und Corticalis nicht zuließ und eine stabilere Konstruktion verhinderte.

Unter anhaltender Stabilität wurde bei allen Versuchsanordnungen mit und ohne Periost eine komplikationslose Frakturheilung beobachtet. Eine leichte Callusbildung oder eine Einmauerung der Plattenränder wurde jedoch stets festgestellt. Die Osteotomien waren nach einer Versuchszeit von 9 Wochen kaum oder nicht mehr erkennbar. Als Ursache der Callusbildung ist das Operationstrauma anzusehen mit Freilegung des Knochens und Einbringen eines großen Fremdkörpers. Nach Deperiostierung des Schafts oder des Zylinders wurde eine Regeneration des Periosts mit nachfolgender Callusbildung beobachtet; die Callusmenge blieb jedoch im Vergleich zu periostgedeckten Knochenabschnitten zurück.

Durch einfache oder doppelte Osteotomie des Radiusschafts wird das medulläre Gefäßsystem zerstört und die wesentliche Versorgung des distalen Hauptfragments und des Zylinders unterbrochen. Durch Anlegen einer Druckplatte wird mit großer Wahrscheinlichkeit auch die A.nutricia im proximalen Fragment zerstört. Es stellt sich nun die Frage, von welchen Gefäßen die vorübergehende Versorgung der Schaftcorticalis übernommen werden kann. Unsere Mikroangiographien zeigen, daß zwar periostale Gefäße im Bereich des Osteotomiespalts in den Markraum vordringen können und auch an anderen Stellen vereinzelt Anastomosen zwischen dem Periost und dem Markraum zur Darstellung kommen, daß insgesamt aber die periostalen Gefäße nicht in der Lage sind, die Schaftcorticalis beim wachsenden Hund in voller Breite zu versorgen. Diese Befunde unterscheiden sich nicht wesentlich von denen, die am ausgewachsenen Hund erhoben worden sind (Schweiberer et al. 1970, Dambe 1971, Schweiberer et al. 1974). Am ausgewachsenen Röhrenknochen erfolgt die kompensatorische Ernährung der Schaftcorticalis über die metaphysären Gefäße, die Collateralen mit den epiphysären Gefäßen aufweisen. Am wachsenden Röhrenknochen finden sich diese Collateralen nicht, das metaphysäre Gefäßsystem ist daher schwächer als im Erwachsenenalter anzusehen. Bei experimentellen Untersuchungen mit anhaltender Unterbrechung des medullären und periostalen Gefäßsystems sahen Foster et al. (1951), Trueta und Caladias (1964) sowie Silberman et al. (1967) Nekrosen in Schaftmitte und zogen daraus den Schluß, daß die metaphysären Gefäße alleine zu schwach sind, eine ausreichende collaterale Versorgung der Schaftcorticalis zu übernehmen. Nach unseren heutigen Erkenntnissen spielt jedoch nicht nur der arterielle Zustrom, sondern auch der venöse Abstrom eine wesentliche Rolle (Rhinelander 1974, Schweiberer 1978). Bei den genannten Versuchen wird die Nekrosebildung daher nicht nur von der unzureichenden Ernährung über die metaphysären Gefäße, sondern auch von dem gestörten venösen Abfluß erklärt. Die eigenen Untersuchungen zeigten bei erhaltenem Abfluß über die Periostgefäße und bei anhaltender Stabilität keine Nekrose der Schaftcorticalis. Auch nach Deperiostierung des Schafts trat keine Nekrose ein, da eine rasche Regeneration der periostalen Gefäße auftrat. Der Abstrom der Corticalis unter der Platte konnte nach Deperiostierung nicht über ein Regenerat erfolgen, die Gefäße bogen jedoch unter der Corticalisoberfläche um und strebten den Schraubenlöchern oder dem Plattenrand zu. Die verminderte collaterale Blutversorgung erwies sich unter stabilen Verhältnissen als ausreichend, bis das medulläre Gefäßsystem wieder hergestellt war.

Durch Markierung mit Fluorochromen wurde festgestellt, daß in der nicht von einer Platte bedeckten Corticalis bereits nach 2 Wochen ein Haversscher Umbau stattgefunden hatte. Nach 4 Wochen waren erste Fluorescenzmarkierungen in den inneren Schichten der plattennahen Corticalis nachweisbar, während die gesamte, unter der Platte liegende Corticalis erst nach 6–8 Wochen von einem Umbau ergriffen wurde. Diese zeitliche Staffelung konnte bei allen Versuchsanordnungen beobachtet werden; bei den ausgesägten Zylindern trat jedoch eine geringe Verzögerung ein. Es zeigte sich, daß zwischen Revascularisation der plattennahen Corticalis und fluorescenzmikroskopisch nachweisbarem Umbau eine Zeitdifferenz von mehreren Wochen bestand.

Unsere Ergebnisse können die Beobachtungen von Wilde et al. (1977) nicht bestätigen, daß sich nach Deperiostierung und stabiler Plattenosteosynthese eine Teilnekrose der Corticalis entwickelt. Nekrosen der Corticalis sahen wir nur bei der Kombination Metall und Instabilität.

Der Abbau der Knorpelzellsäulen und die Verkalkung der intercolumnären Septen erfolgt unter dem Einfluß der Äste der A.nutricia. Durch Unterbrechung der medullären Gefäße tritt eine Störung des Abbaus der Knorpelzellsäulen ein (Trueta u. Amato 1960). Die metaphysären Gefäße sind alleine nicht in der Lage, die Steuerung des Knorpelabbaus und der Verknöcherung zu übernehmen. Da am Radius des Hundes die Eintrittspforte der A.nutricia in Höhe des proximalen Drittelpunkts liegt, kommt es bei Osteotomien oder Frakturen in Schaftmitte regelmäßig zu einer Störung des medullären Gefäßsystems im distalen Hauptfragment. Durch eine Plattenosteosynthese kann auch die A.nutricia im proximalen Fragment zerstört werden. Das Ausmaß der Abbaustörung des Epiphysenknorpels, sichtbar an einer hochgradigen Verlängerung der Knorpelzellsäulen, wird von Dauer und Umfang der Versorgungsstörung bestimmt. Bei ungehinderter Revascularisation über medulläre und metaphysäre Gefäße wird die Verbreiterung des Epiphysenknorpels kurzfristig wieder abgebaut. Yabsley und Harris (1965) beobachteten bei Experimenten an wachsenden Kaninchen nach Durchtrennung der A.nutricia sowie nach geschlossenen Schaftfrakturen in vielen Fällen eine Verbreiterung der Epiphysenfuge, die sich jedoch innerhalb von 14 Tagen zurückbildete. In unseren Versuchen konnten wir nach sekundär heilenden Osteotomien sowie unter stabilen Osteosynthesebedingungen nach 2 Wochen und später keine anhaltende Verbreiterung des Epiphysenknorpels entdecken. Bei Störung der Revascularisation ergab sich jedoch ein völlig anderes Bild, worauf später noch eingegangen wird.

Instabilität nach einer Osteosynthese hat zum Teil schwerwiegende Veränderungen zur Folge. Über vermehrte Callusbildung wird eine knöcherne Sekundärheilung der

Osteotomien angestrebt. Noch erhaltenes Periost der Hauptfragmente scheint die Callusbildung zu begünstigen, während der Callus nach Deperiostierung schwächer und unregelmäßiger erscheint. Das Periost auf den ausgesägten Zylindern findet bei Instabilität keinen Anschluß und erweist sich daher als bedeutungslos. Teilweise oder vollständige Nekrose des ausgesägten Fragments hängt davon ab, ob es sich um eine einseitige oder beidseitige Plattenlockerung handelt. Bei totaler Nekrose konnte innerhalb der Versuchszeit keine Überbrückung der Defektpseudarthrose beobachtet werden.

Eine instabile Plattenosteosynthese behindert die Callusbildung, wobei zu beobachten ist, daß unter einer gelockerten Platte sich kein Callus entwickeln kann und hier zusätzlich das noch erhaltene Periost zerstört wird.

Durch anhaltende Instabilität ist eine Revascularisation des Markraums durch die A. nutricia nicht möglich. Die Behinderung der Revascularisation führte in unseren Versuchen zu einer lang anhaltenden Störung des Abbaus der Knorpelzellsäulen und der Verknöcherung. Verbreiterungen des Wachstumsknorpels wurden noch nach 9 Wochen festgestellt.

Die irreparablen Veränderungen der Wachstumszone verteilen sich auf alle 4 Versuchsserien. Dies läßt vermuten, daß für die Zerstörung weniger die Art der durchgeführten Operation, als vielmehr die anhaltende Instabilität, kombiniert mit einer Osteosynthese, veranwortlich zu machen ist. Bei den schwerwiegenden Schäden traten Zerstörungen des Knorpels, Übertritt von epiphysären Gefäßen nach metaphysär und epi-metaphysäre Callusbrücken auf. Experimentell konnten Nekrosen der Knorpelzellsäulen durch Unterbrechung der epiphysären Gefäße erzeugt werden (Trueta u. Amato 1960). Diese Ursache scheidet jedoch als Erklärung für die von uns beobachteten Veränderungen aus, da das epiphysäre Gefäßsystem nicht verletzt wurde und sich auch in den Mikroangiographien als intakt erwies. Es handelt sich vielmehr um eine anhaltende Störung des medullären Gefäßsystems, das ja überwiegend für die Umwandlungspozesse verantwortlich ist. Die metaphysären Gefäße alleine sind nicht in der Lage, diese Aufgabe durchzuführen. Unsere Befunde zeigen, daß der verbreiterte Wachstumsknorpel aus seiner Verankerung an der Knochenendplatte herausgebrochen und nach metaphysär disloziert wird. Von epiphysär her dringen Gefäße und Trabekel über die Wachstumszone hinweg und führen zu einer bleibenden Zerstörung des Epiphysenknorpels. Durch solche Schäden ist mit schwerwiegenden Wachstumsstörungen zu rechnen.

Entsprechende Zerstörungen der Epiphysenfugen nach instabilen Schaftosteosynthesen wurden bisher bei Kindern nicht beobachtet. Dies mag daran liegen, daß die beschriebenen Vorgänge bisher nicht bekannt waren, und daß sie bei einfachen Röntgenaufnahmen nicht exakt beurteilbar sind. Es ist bekannt, daß zwischen den regenerativen Vorgängen am Skelettsystem des Menschen und des Hundes im Erwachsenenalter keine qualitativen morphologischen Unterschiede bestehen (Willenegger et al. 1971, Müller et al. 1974). Im Wachstumsalter ist bei der Übertragung unserer tierexperimentellen Befunde auf den Menschen natürlich eine gewisse Zurückhaltung angezeigt, da das Wachstum des Hundes wesentlich rascher abläuft. Es ist nach 10—12 Monaten abgeschlossen. Dennoch müssen unsere Untersuchungen enorm zu denken geben. Sie unterstützen die Auffassung, im Wachstumsalter mit Osteosynthesen sehr zurückhaltend zu sein.

Nach Osteosynthese des Radius fand sich in einem Versuchszeitraum zwischen 1 und 9 Wochen kein signifikanteres Mehrwachstum als nach einfacher Osteotomie. Auch nach Ausklammerung aller instabilen Osteosynthesen mit Achsfehlern oder Zerstörungen der Wachstumszonen wiesen unsere stabilen Plattenosteosynthesen kein über die Norm hinausgehendes Mehrwachstum auf.

Die klinische Beobachtung an der proximalen Tibia, daß nach einseitiger, quer verlaufender, metaphysärer Fraktur ein einseitiges Mehrwachstum der benachbarten Epiphysenfuge auftritt (Lehner u. Dubas 1954; Weber et al. 1978), konnte experimentell bestätigt werden. Die weiteren Versuche ergaben, daß für das Mehrwachstum nicht die Fraktur, sondern die quere Durchtrennung des Periosts und des hier einstrahlenden Pes anserinus verantwortlich ist. Auch die alleinige Durchtrennung des Pes anserinus in Höhe des Kniegelenks führte zu einem einseitigen, wenn auch etwas geringeren Mehrwachstum. Die Kontrollversuche, die entweder durch Längsincision des Periosts oder durch Naht des quer durchtrennten Periosts die längs gerichtete Spannung der Knochenhaut beließen oder wiederherstellten, hatten kein Mehrwachstum der betroffenen Seite zur Folge. Diese Befunde stehen in Einklang mit dem Hueter-Volkmann-Gesetz, welches über die Epiphysenfuge aussagt, daß zunehmender Druck wachstumshindernd, Druckentlastung jedoch wachstumsfördernd wirkt. Diese Theorie wird durch experimentelle Arbeiten von Arkin und Katz (1956) sowie Crilly (1972) bestätigt. Auch nach Fesselung der Epiphysenfuge durch eine Klammer (Blount u. Clark 1949) oder einer Drahtschlinge (Gelbke 1950) zeigt sich, daß der Wachstumsknorpel unter zunehmendem Druck seine Funktion einstellt. Zeichen eines versuchten Mehrwachstums mit Ummauerung der Fremdkörper oder seitlichem Ausweichen des Knorpels werden nicht gesehen.

Pauwels (1965) unterstreicht jedoch die Gültigkeit des Wolffschen Transformationsgesetzes auch für die Epiphysenfugen, daß nämlich unter Belastung Knochenanbau und unter Entlastung Knochenabbau stattfindet. Nach seiner Auffassung stellt sich bei einer Achsfehlstellung die Epiphysenfuge wieder senkrecht zu den auf sie einwirkenden Druckkräften ein, indem die stärker belastete Seite mit einem Mehrwachstum reagiert. Diese Theorie kann mit unseren Ergebnissen nicht ohne weiteres in Einklang gebracht werden.

Unsere Beobachtungen führen zu der Schlußfolgerung, daß das Wachstum der Epiphysenfuge allseits gleichmäßig durch den Tonus des Periosts, der umgebenden Muskulatur und letztlich der gesamten Weichteile gesteuert wird. Sie kann nur so schnell wachsen, wie der Weichteilmantel dies zuläßt. Eine einseitige Verletzung der zügelnden Strukturen, beispielsweise des metaphysären Periosts am Tibiakopf oder am distalen Humerus, führt zu einer Druckentlastung und einem einseitigen Mehrwachstum. Durch einen Achsfehler, z.B. eine Varusfehlstellung, ist das Gleichgewicht der regulierenden Strukturen ebenfalls gestört. Auf der Lateralseite kommt es infolge verlängerter Wegstrecke zu einer Tonuserhöhung der Weichteile, während medial die Strukturen erschlaffen. Die Epiphysenfuge vermindert lateral auf der Seite des höheren Drucks ihr Wachstum, während medial auf der entlasteten Seite ein beschleunigtes Wachstum eintritt. Auf diese Weise kann sich die Epiphysenfuge wieder senkrecht zur Achse einstellen, bis der Tonus der Weichteile allseits ausgeglichen ist.

Die Berechungen von Pauwels (1965) unterstellen eine statisch belastete Extremität. Eine wesentliche Belastung erfolgt jedoch in den ersten Wochen bis Monaten nach einer Fraktur nicht, während der Tonus der Weichteile ständig auf die Epiphysenfugen wirken kann. An der nicht-belasteten oberen Extremität zeigt sich deutlich, daß die statische Belastung nicht die Bedeutung besitzt wie der Weichteiltonus. Hier stellt sich ohne statische Belastung die Epiphysenfuge auch wieder senkrecht zur Achse ein.

Ein Tonusverlust der gesamten Muskulatur einer Extremität, etwa bei einer Poliomyelitis, führt anfänglich zu einem gleichmäßigen vermehrten Längenwachstum, bevor trophische Störungen des Wachstums behindern (Hedström 1969).

Die Frage des Mehrwachstums nach einer Fraktur ist mit dem Hinweis auf eine Hyperämie der Epiphysengefäße mit Überernährung der Germinativzone (Trueta 1972) nicht mehr ausreichend erklärt. Eine einseitige metaphysäre Verletzung könnte für eine einseitige Hyperämie verantwortlich gemacht werden. Es erscheint jedoch unwahrscheinlich, daß eine quere Periostincision eine Hyperämie verursacht, eine Längsincision oder eine Querincision mit Naht dagegen nicht. Unsere Befunde lassen den Schluß zu, daß das anfängliche Mehrwachstum nach einer Schaftfraktur ebenfalls auf eine Durchtrennung des Periosts und Verletzung des Weichteilmantels zurückzuführen ist. Durch Zerstörung des gespannten Periostschlauchs tritt eine gewisse Entlastung der benachbarten Epiphysenfugen ein. Die zahlreichen Versuche, bei denen durch Periostabhebung oder Periostresektion eine Stimulation des Wachstums erzielt werden konnte, finden ebenfalls durch dieses Phänomen ihre Erklärung. Die Hyperämie scheint nur eine untergeordnete Rolle zu spielen.

5 Zusammenfassung

Eine sorgfältige konservative Therapie führt bei dia- und metaphysären Frakturen im Wachstumsalter in der Regel zu einem guten Ergebnis. Osteosynthesen sind nur in klar definierten Ausnahmefällen angezeigt. Die wichtigsten Indikationen zur operativen Stabilisierung sind offene Frakturen 3. Grades sowie Frakturen bei polytraumatisierten Kindern. Die Osteosynthese ist ein höchst verantwortungsvoller Eingriff, bei dem aufgrund anatomischer und physiologischer Besonderheiten mit weiterreichenden Folgen als beim Erwachsenen zu rechnen ist.

Die eigenen Untersuchungen haben Einblicke in die reparativen Vorgänge nach diaphysären und metaphysären Traumen und Osteosynthesen ergeben und Aufschluß über die eingangs gestellten Fragen gebracht:

1. Eng anliegende Cerclagen oder Ligaturen verursachen am unverletzten Knochen keine Nekrose des Periosts oder der Corticalis. Periostaler Callus wird von medullären, transcortical verlaufenden Gefäßen versorgt, die rasch Anschluß an den umgebenden Weichteilmantel finden. Unmittelbar unter den Cerclagen oder Ligaturen können vordringende Gefäße beobachtet werden.

   Nach einfacher oder doppelter Oesteotomie mit nachfolgender Plattenosteosynthese wird unter stabilen Verhältnissen ebenfalls keine Nekrose des Periosts und der Corticalis festgestellt. Das medulläre Gefäßsystem wird durch den operativen Eingriff zerstört und fällt zunächst für die Versorgung der Corticalis aus. Die im Wachstumsalter nur schwach ausgeprägten metaphysären Gefäße sowie vereinzelte transcorticale Anastomosen sind in der Lage, eine kompensatorische Versorgung der Corticalis aufrecht zu erhalten, bis die A.nutricia rekonstruiert ist. Der Abstrom der Corticalisgefäße erfolgt über die Periostvenen, auch über das Periost zwischen Platte und Corticalis ist ein Abstrom möglich.

2. Unter einer stabilen Osteosynthese ist auch nach Deperiostierung des Schafts oder eines zylindrischen Fragments eine ungestörte Frakturheilung möglich. Das medulläre Gefäßsystem kann sich regenerieren und bleibt das dominierende System für die Versorgung der Schaftcorticalis. Nach Deperiostierung bildet sich rasch ein Periostregenerat, das in der Lage ist, einen Callussaum zu bilden. Die Gefäße in der Corticalis unter der Platte können nicht unmittelbar über das Periost abfließen, sie biegen dicht unter der Oberfläche um und streben den Plattenrändern oder den Schraubenlöchern zu.

   Beim Auftreten einer Instabilität wird die Regeneration der medullären Gefäße verhindert. Noch erhaltenes Periost unter der gelockerten Platte wird zerstört. Die Callusbildung ist unregelmäßig und unvollständig, so daß eine sekundäre Knochenbruchheilung, vor allem nach Deperiostierung, in vielen Fällen nicht erfolgreich ist. Isolierte Corticalissegmente haben unter einer instabilen Plattenosteosynthese keine Möglichkeit, wieder Anschluß an ein Gefäßsystem zu gewinnen; sie fallen der Nekrose anheim. Auch die Corticalis der Hauptfragmente wies in manchen Fällen unter einer gelockerten Platte eine Nekrose auf. Neben schweren Frakturheilungsstörungen traten erhebliche Veränderungen an den Epiphysenfugen auf.

Geringgradige Störungen der metaphysären Gefäßversorgung, die im wesentlichen von der A.nutricia getragen wird, haben eine Verzögerung des Knorpelabbaus zur Folge. Nach Revascularisation kann sich die Verbreiterung des Wachstumsknorpels ohne Hinterlassung einer bleibenden Schädigung zurückbilden. Eine schwere und lang anhaltende Gefäßzerstörung, bedingt durch unsachgemäße Osteosynthese, verursacht eine schwerwiegende Schädigung der Epiphysenfuge. Der Knorpel bricht aus seiner Verankerung an der Knochenendplatte aus und wird nach metaphysär disloziert. Epiphysäre Gefäße folgen nach. Es kommt zum Auftreten von Knochentrabekeln und zur Verknöcherung der ehemaligen Wachstumszone. Die Zerstörung der Wachstumsfuge mit bleibender Wachstumsstörung wurde nur bei der Kombination Instabilität und Plattenosteosynthese beobachtet.

3. Der wachsende Röhrenknochen verändert physiologischerweise während des Wachstums seine Form und räumliche Lage, indem durch differenzierte An- und Abbauvorgänge auf der periostalen und endostalen Seite eine corticale Drift stattfindet. Cerclagen und Ligaturen können dem driftenden Knochen nicht folgen. Sie werden auf einer Seite durch das appositionelle Wachstum eingemauert und durchwandern scheinbar die Corticalis, während die andere Schlingenhälfte sich immer weiter von der Gegencorticalis entfernt.

   Unter einer Osteosyntheseplatte ist ein appositionelles Wachstum auch bei erhaltenem Periost nicht möglich. Driftet der Knochen in Plattenrichtung, so wird seine Entwicklung erheblich gestört. Die plattennahe Corticalis unterliegt einem endostalen Abbau, ohne einen entsprechenden periostalen Anbau aufzuweisen. Sie wird dünner und kann nach Entfernung des Osteosynthesematerials Ursache einer Refraktur sein. An den Plattenrändern entwickelt sich der Knochen weiter und führt zu einer Ummauerung der Platte.

4. Das Wachstum des Epiphysenknorpels wird lokal durch das Periost und den Tonus der Muskulatur gesteuert. Einseitige Durchtrennung des metaphysären Periosts und des Pes anserinus führt zu einer Entspannung der Zügel und zu einer Reaktion des Knorpels mit Mehrwachstum. Dieses Phänomen bestätigt das Hueter-Volkmannsche Gesetz, welches besagt, daß unter Entlastung ein Mehrwachstum und unter Druck ein vermindertes Wachstum stattfindet. Kontrolleingriffe gleichen Ausmaßes, jedoch ohne Unterbrechung oder mit Wiederherstellung der regulierenden Strukturen, zeigen kein verändertes Wachstum. Eine Hyperämie der Epiphysengefäße, die nach allen Versuchen gleichermaßen zu erwarten ist, scheidet nach diesen Ergebnissen als wesentliche Ursache des Mehrwachstums aus. Für das Mehrwachstum nach Schaftfrakturen sind entsprechend diesen Beobachtungen ebenfalls Periost- und Weichteilverletzungen verantwortlich zu machen.

Literatur

Adler-Petersen E, Haase J (1974) Unstable fractures in children with acute, severe brain injury. Acta Orthop Scand 45:321–327

Aitken AP (1936) The end results of the fractured distal tibial epiphysis. J Bone Jt Surg 18:685–691

Arkin AM, Katz JF (1956) The effect of pressure on epiphyseal growth. J Bone Jt Surg 38-A:1056

Barr JS, Lingley JR, Gall EA (1943) The effect of roentgen irradiation on epiphyseal growth. I. Experimental studies upon the albino rat. Am J Roentgenol 49:104

Berg van de A, Dambe LT, Schweiberer L (1972) Angiographische und microangiographische Technik an der Tibia des Hundes. In: Angiographie und ihre Fortschritte. Thieme, Stuttgart

Blount WP, Clarke GR (1949) Control of bone growth by epiphyseal stapling. J Bone Jt Surg 31-A:464

Blount WP (1957) Knochenbrüche bei Kindern. Thieme, Stuttgart

Boellaard JW, Hirsch von Th (1959) Die Herstellung histologischer Schnitte von nicht entkalkten Knochen mittels Einbettung in Methacrylsäure-ester. Mikroskopie 13:386–391

Bragdon JH, Foster L, Sosmann M (1949) Experimental infarction of bone and marrow. Am J Pathol 25:709–715

Brodin H (1955) Longitudinal bone growth, the nutrition of the epiphyseal cartilages and the local blood supply. An experimental study in the rabbit. Acta Orthop Scand (Suppl) 20

Brookes M (1960) The vascular reaction of tubular bone to ischaemia in peripheral occlusive vascular disease. J Bone Jt Surg 42-B:110–125

Brookes M (1971) The blood supply of bone. Butterworths, London

Burri C (1974) Posttraumatische Osteitis. Huber, Bern Stuttgart Wien

Campbell CJ, Grisolia A, Zanconato G (1959) The effects produced in the cartilaginous epiphyseal plate of immature dogs by experimental surgical traumata. J Bone Jt Surg 41-A:1221–1242

Carpenter EB, Dalton JB (1956) A critical evaluation of a method of epiphyseal stimulation. J Bone Jt Surg 38-A:1089–1095

Crilly RG (1972) Longitudinal overgrowth of chicken radius. J Anat 112:11–18

Dahl B (1936) De l'effet des rayons X sur les os longs en développement et sur la formation de cal. Etude radiobiologique et anatomique chez le rat. Skifter utgitt av det norske videnskapsakademi i Oslo. I. Matematisk-naturvidenskaplig klasse Bd 1: 149

Dambe LT (19710 Revascularisation der Diaphyse langer Röhrenknochen nach Fraktur und Osteosynthese. Inaug. Diss. Univ. Saarl.

Duhamel HL (1743) Quatrième mémoire sur les os. Zit. bei Brookes

Ecke H (1967) Die Transplantation der Epiphysenfuge. Enke, Stuttgart

Eitel F, Dambe LT, Klapp F, Schweiberer L (1976) Vascularisation der Diaphyse langer Röhrenknochen unter Cerclagen. Unfallheilkunde 79:41–44

Eitel F, Klapp F, Dambe LT, Schweiberer L (1976) Revascularisierung hypertrophischer Pseudoarthrosen nach Druckplattenosteosynthese. Langenbecks Arch Chir (Suppl Chir Forum) 299–302

Enlow DH (1963) Principles of bone remodeling. Thomas, Springfield/Ill.

Foster LN, Kelly RP, Watts WM (1951) Experimental infarction of bone and bone marrow. J Bone Jt Surg 33A:396–406

Gelbke H (1950) Tierexperimentelle Untersuchungen zur Frage des epiphysären Längenwachstums des Knochens unter Druck. Langenbecks Arch Chir 265:133–168

Göthman L (1961) Vascular reactions in experimental fractures. Microangiographic and radioisotope studies. Acta Chir Scand (Suppl) 284

Hales S (1727) Statistical essays. London. Zit. bei Lacroix

Hammersen F, Seidemann K (1964) Ein Beitrag zur Angioarchitektonik der Knochenhaut. Arch Orthop Unfallchir 56:617—633

Hansson LI (1967) Daily growth in length of diaphysis measured by oxytetracycline in rabbit normally and after plugging. Acta Orthop Scand (Suppl) 101

Hansson LI, Sundén G, Wiberg G (1968) Neue Aspekte über den Längenwuchs der Röhrenknochen. Z Orthop 104:457—471

Hedström Ö (1969) Growth stimulation of long bones after fracture or similar trauma. A clinical and experimental study. Acta orthop Scand (Suppl) 122

Hertel P, Schweiberer L (1976) Unfallchirurgische Eingriffe im Kindesalter. In: Breitner B (Hrsg) Operationslehre, Bd VI/26. Urban & Schwarzenberg, München Wien Baltimore

Hueter C (1862) Anatomische Studien an den Extremitätengelenken Neugeborener und Erwachsener. Virchows Arch 25:572—599

Hunter J (1772) Experiments and observations on the growth of bones. London. Zit. bei Brookes

Kämmerer H, Eger W (1965) Tetracycline und Knochenstoffwechsel. Med Welt 18:987—991

Karaharju EO, Ryöppy SA, Mäkinen RJ (1976) Remodelling by assymmetrical epiphysial growth. J Bone Jt Surg 58-B:122—126

Kelly PJ, Janes JM, Peterson LFA (1959) The effect of arteriovenous fistulae on the vascular pattern of the femora of immature dogs: A microangiographic study. J Bone Jt Surg 41-A: 1,101

Klapp F, Hertel P, Schweiberer L (9175) Umbauvorgänge nach konservativer Behandlung kindlicher Schaftfrakturen. Akt Traumatol 5:91—96

Klapp F, Eitel F, Dambe LT, Schweiberer L (1976) Revascularisation devitalisierter Corticalissegmente unter stabilisierenden Cerclagen. Langenbecks Arch Chir (Suppl Chir Forum) 303—306

Kölliker A (1873) Die normale Resorption des Knochengewebes und ihre Bedeutung für die Entstehung der typischen Knochenformen. F.C.W. Vogel, Leipzig

Kuner EH (1976) Die Osteosynthese bei der kindlichen Fraktur. Langenbecks Arch Chir 342:291—298

Lacroix P (1947) Excitation de la croissance en longeur de tibia por decollement de son périoste diaphysaire. Rev Orthop 33:3—5

Lacroix P (1948) La disposition du canal de l'artère nourricière dans les os longs. Arch Biol Paris 59:391—403

Lacroix P (1951) The organization of bones Churchill, London

Larson RL, Kelly PJ, Janes JM, Peterson LFA (1961) Suppression of the periostal and nutrient blood supply of the femora of dogs. A histologic, microangiographic and roentgenologic study. Clin Orthop 21:217—224

Lehner A, Dubas J (1954) Sekundäre Deformierungen nach Epiphysenlösungen und epiphysenliniennahen Frakturen Helv chir Acta 21:388

Levander G (1929) Über die Behandlung von Brüchen des Oberschenkelschaftes, nebst Beitrag zur Kenntnis des gesteigerten Längenwachstums der Röhrenknochen der unteren Extremitäten nach Bruch derselben. Acta Chir Scand (Suppl) 12:237

Lewis OJ (1956) The blood supply of developing long bones with special reference to the metaphyses. J Bone Jt Surg 38-B:928—933

Milch RA, Rall DP, Tobie JE (1957) Bone localization of the tetracyclines. J Natl Cancer Inst 19:87—93

Müller H (1858) Über die Entwicklung der Knochensubstanz nebst Bemerkungen über den Bau rachitischer Knochen. Z Wiss Zool 9:147—233

Müller J, Schenk R, Terbrüggen D (1974) Die Histomorphologie der Frakturheilung nach stabil fixierten Unterschenkelbrüchen. H Unfallheilkd 119:26

Ollier L (1867) Traité expérimental et clinique de la régéneration des os et de la production artificielle du tissu osseux. Vol. I. Victor Masson & Fils, Paris

Paget Sir James (1863) Zit. bei Hedström

Pauwels F (1965) Gesammelte Abhandlungen zur funktionelle Anatomie des Bewegungs-
apparates. Springer, Berlin Heidelberg New York
Porter RW (1978) The effect of tension across a growing epiphysis. J Bone Jt Surg 60-B,
252–255
Rahn BA, Perren SM (1970) Calcein blue as a fluorescent label in bone. Experientia 26:519
Rahn BA, Perren SM (1971) Xylenolorange, a fluorochrome useful in polychrome sequen-
tial labeling of calcifying tissues. Stain Technol 46:125–129
Rahn BA, Perren SM (1972) Alizarinkomplexon, Fluorochrom zur Markierung von Kno-
chen und Dentinanbau. Experientia 28:180
Rehn J (1974) Unfallverletzungen bei Kindern. Springer, Berlin Heidelberg New York
Rettig H (1957) Frakturen im Kindesalter. Bergmann, München
Ring PA, Lee J (1958) The effect of heat upon growth of bone J Path Bact 75:405
Rhinelander FW, Baragry RA (9162) Microangiography in bone healing. I. Undisplaced
closed fractures. J Bone Jt Surg 44-A:1273–1298
Rhinelander FW (9168) The normal microcirculation of diaphyseal cortex and its response
to fracture. J Bone Jt Surg 50 A:784
Rhinelander FW (1974) Tibial blood supply in relation to fracture healing. Clin Orthop
105:34–81
Richards V, Stofer R (1959) The stimulation of bone growth by internal healing. Surgery
46:84
Roux W (1895) Ges. Abh., Bd I, S662–722. Zit. bei Pauwels
Schenk R (1976) Besonderheiten des kindlichen Skelets im Hinblick auf die Fraktur-
heilung. Langenbecks Arch Chir 342:269–276
Schenk R (1978) Histomorphologische und physiologische Grundlagen des Skelettwachs-
tums. In: Weber BG, Brunner Ch, Freuler F (Hrsg) Die Frakturenbehandlung bei Kin-
dern und Jugendlichen. Springer, Berlin Heidelberg New York S 3–20
Schweiberer L, Berg van de A, Dambe L (1970) Das Verhalten der interossären Gefäße
nach Osteosynthese der frakturierten Tibia des Hundes. Therapiewoche 20:27, 1330
Schweiberer L, Dambe LT, Eitel F, Klapp F (1974) Revascularisation der Tibia nach kon-
servativer und operativer Frakturbehandlung. H Unfallheilkd 119:18
Schweiberer L, Schenk R (1977) Histomorphologie und Vascularisation der sekundären
Knochenbruchheilung unter besonderer Berücksichtigung der Tibiaschaftfraktur. Un-
fallheilkunde 80:275–286
Schweiberer L (1978) Nekrosepseudarthrose. Eine experimentelle Studie. Unfallheil-
kunde 81:228–237
Siegling JA (1941) Growth of the epiphyses. J Bone Jt Surg 23:23–36
Silberman FS, Solá CK, Cabrini RL (1967) A study of the vascular distribution after
periosteal stripping of the long bones. Surg Gynecol Obstet 125:1311–1315
Solá CK, Silberman FS, Cabrini RL (1963) Stimulation of the longitudinal growth of
long bones by periosteal stripping. J Bone Jt Surg 45A:1679–1684
Sreebny L, Nikiforuk G (1951) Demineralization of hard tissue by organic chelating
agents. Science 113:560
Stahl F (1957) Plugging of the marrow cavity of the tibia for stimulating growth in length.
Acta Orthop Scand 26:322
Trueta J, Barclay AE, Daniel PM, Franklin JJ, Pritchard MML (1947) Studies of the
renal circulation. Blackwell, Oxford
Trueta J (1953) The influence of the blood supply in controlling bone growth. Bull Hosp
Joint Dis 14:147
Trueta J, Harrison MHM (1953) The normal vascular anatomy of the femoral head in
adult man. J Bone Jt Surg 35-B:442
Trueta J (1957) The normal vascular anatomy of the human femoral head during growth.
J Bone Jt Surg 39-B:358–394
Trueta J, Amato VP (1960) The vascular contribution to osteogenesis. 3. Changes in the
growth cartilage caused by experimentally induced ischaemia. J Bone Jt Surg 42-B:
571–587

Trueta J, Morgan JD (1960) The vascular contribution to osteogenesis. I. Studies by the injection method. J Bone Jt Surg 42-B:97–109
Trueta J (1963) The role of the vessels in osteogenesis. J Bone Jt Surg 45 B:402
Trueta J, Caladias AX (1964) A study of the blood supply of the long bones. Surg Gynecol Obstet 118:485–498
Trueta J (1972) Bone growth. Mod Trends Orthop 5:196–218
Vanderhoeft PJ, Kelly PJ, Peterson LFA (1962) Determination of growth rates in canine bone by means of tetracycline-labeled patterns. Lab Invest 11:714–726
Vanderhoeft PJ, Kelly PJ, Janes JM, Peterson LFA (1963) Growth and structure of bone distal to an arteriovenous fistula: Quantitative analysis of tetracycline-induced transverse growth patterns. J Bone Jt Surg 45-B:582–596
Volkmann von R (1862) Chirurgische Erfahrungen über Knochenverbiegungen und Knochenwachstum. Arch Pathol Anat 24:512–540
Vontobel V, Genton N, Schmid R (1961) Die Spätprognose der kindlichen dislozierten Femurschaftfraktur. Helv Chir Acta 28:655–670
Weber BG (1967) Indikationen zur operativen Frakturbehandlung bei Kindern. Chirurg 38:441–444
Weber BG, Brunner Ch, Freuler F (1978) Die Frakturenbehandlung bei Kindern und Jugendlichen. Springer, Berlin Heidelberg New York
Weller S (1972) Spezielle Gesichtspunkte bei der Behandlung kindlicher Frakturen. Z Kinderchir (Suppl) 11:655–658
Wilde CD, Lange Th, Hesse W, Goetz J (1973) Einfluß der Druckplattenosteosynthese auf das Längenwachstum im Tierversuch. Langenbecks Arch Chir (Suppl Chir Forum) 95–98
Wilde Ch-D, Goetz J, Lange Th, Hesse W, Weiss H (1975) Tierexperimentelle Untersuchungen zum Längenwachstum nach Plattenosteosynthese. Akt Traumatol 5:81–90
Wilde CD, Stürmer KM, Weiss H (1977) Veränderungen der Knochenstruktur durch Plattenosteosynthese am Röhrenknochen bei Versuchstieren im Wachstumsalter. Langenbecks Arch Chir (Suppl Chir Forum) 85–89
Willenegger H, Perren SM, Schenk R (1971) Primäre und sekundäre Knochenbruchheilung. Chirurg 42:241–252
Wolff J (1892) Das Gesetz der Transformation der Knochen. Berlin. Zit. bei Pauwels
Wu YK, Miltner LJ (1937) A procedure for stimulation of longitudinal growth of bone. J Bone Jt Surg 19:909–921
Yabsley RH, Harris WR (1965) The effect of shaft fractures and periosteal stripping on the vascular supply to epiphyseal plates. J Bone Jt Surg 47-A:551–566

Sachverzeichnis

Hefte zur Unfallheilkunde

Beihefte zur Zeitschrift „Unfallheilkunde/Traumatology"
Herausgeber: J. Rehn, L. Schweiberer

130. Heft:

12. Tagung der Österreichischen Gesellschaft für Unfallchirurgie

7. bis 9. Oktober 1976, Salzburg
Kongreßbericht im Auftrag des Vorstandes
zusammengestellt von H. Kuderna
1978. 101 Abb., 75 Tab. XVIII, 426 Seiten
DM 110,-. ISBN 3-540-08598-X

131. Heft:

Verletzungen des oberen Sprunggelenkes

9. Reisensburger Workshop zur klinischen Unfall-
chirurgie, 22.–24. September 1977
Herausgeber: C. Burri, A. Rüter
Unter Mitarbeit zahlreicher Fachwissenschaftler
1978. 171 Abb., 52 Tab. XIV, 262 Seiten
DM 58,-. ISBN 3-540-08599-8

132. Heft:

41. Jahrestagung der Deutschen Gesellschaft für Unfallheilkunde e. V.

17. bis 19. November 1977, Berlin
Kongreßbericht im Auftrag des Vorstandes zusam-
mengestellt von J. Probst
1978. 169 Abb., 160 Tab. XX, 508 Seiten
DM 132,-
ISBN 3-540-08832-6

133. Heft:

Arthrose und Instabilität am oberen Sprunggelenk

10. Reisensburger Workshop zu Ehren von
M. E. Müller und J. Rehn, 9.–11. Februar 1978
Herausgeber: C. Burri, M. Jäger, A. Rüter
Unter Mitarbeit zahlreicher Fachwissenschaftler
1978. 143 Abb., 74 Tab. XVI, 204 Seiten
DM 58,-
ISBN 3-540-08970-5

134. Heft:

13. Tagung der Österreichischen Gesellschaft für Unfallchirurgie

7.–8. Oktober 1977, Salzburg
Kongreßbericht im Auftrag des Vorstandes zusammengestellt von J. Poigenfürst
1979. 119 Abb. XVIII, 281 Seiten
DM 98,-. ISBN 3-540-09180-7

135. Heft: M. Weinreich:

Der Verkehrsunfall des Fußgängers

Ergebnisse einer Analyse von 2000 Unfällen
1979. 38 Abb., 4 Tab. VII, 62 Seiten
DM 36,-. ISBN 3-540-09217-X

136. Heft: F. E. Müller:

Die Infektion der Brandwunde

1979. 18 Abb., 12 Tab. IX, 57 Seiten
DM 32,-. ISBN 3-540-09354-0

137. Heft: H. Jahna, H. Wittich, H. Hartenstein:

Der distale Stauchungsbruch der Tibia

Ergebnisse von 583 frischen Fällen
1979. 106 Abb., 46 Tab. VIII, 136 Seiten
DM 58,-. ISBN 3-540-09435-0

138. Heft:

42. Jahrestagung der Deutschen Gesellschaft für Unfallheilkunde e. V.

23. bis 25. November 1978, Berlin
Kongreßbericht im Auftrag des Vorstandes zusammengestellt von J. Probst
1979. 143 Abb., 62 Tab. XXI, 397 Seiten
DM 98,-. ISBN 3-540-09494-6

139. Heft: U. Lanz:

Ischämische Muskelnekrosen

1979. 34 Abb., 11 Tab. VII, 72 Seiten
DM 38,-. ISBN 3-540-09436-9

140. Heft:

Frakturen und Luxationen im Beckenbereich

12. Reisensburger Workshop zu Ehren von
A. N. Witt, 15.–17. Februar 1979
Herausgeber: C. Burri, A. Rüter
Mit Beiträgen zahlreicher Fachwissenschaftler
1979. 1 Porträt, 136 Abb., 87 Tab. XIII, 262 Seiten
DM 58,-. ISBN 3-540-09647-7

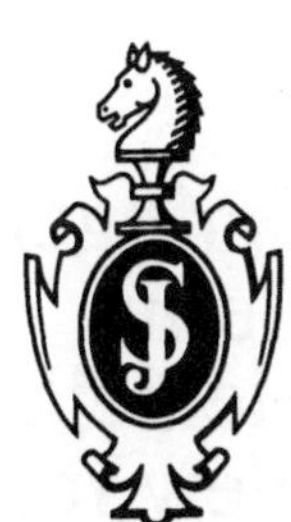

Springer-Verlag
Berlin
Heidelberg
New York

Hefte zur Unfallheilkunde

Beihefte zur Zeitschrift „Unfallheilkunde/Traumatology"
Herausgeber: J.Rehn, L.Schweiberer

141. Heft:

**14. Tagung der Österreichischen
Gesellschaft für Unfallchirurgie**

6. bis 7. Oktober 1978, Salzburg
Kongreßbericht im Auftrag des Vorstandes zusammengestellt von A. Titze
1980. 281 Abb., 74 Tab. XVII, 319 Seiten
DM 108,–. ISBN 3-540-09878-X

142. Heft: P. Hertel:

**Verletzung und Spannung
von Kniebändern**

Experimentelle Studie
1980. 61 Abb., 25 Tab. VII, 94 Seiten
DM 40,–. ISBN 3-540-09847-X

143. Heft:

**Antibiotica-Prophylaxe
in der Traumatologie**

Von D. Stolle, P. Naumann, K. Kremer, D. A. Loose
1980. 1 Abb., 7 Tab. IX, 55 Seiten
DM 23,–. ISBN 3-540-09851-8

144. Heft: J. Harms, E. Mäusle:

**Biokompatibilität von Implantaten
in der Orthopädie**

1980. 63 Abb., 12 Tab. IX, 119 Seiten
DM 54,–. ISBN 3-540-09852-6

145. Heft: G. Lob:

**Chronische posttraumatische
Osteomyelitis**

Tierexperimentelle und klinische Untersuchungen
zu einer oralen antibakteriellen Vaccination
1980. 19 Abb., 23 Tab. IX, 108 Seiten
DM 48,–. ISBN 3-540-09946-8

146. Heft: J. Rehn, H. P. Harrfeldt:

**Behandlungsfehler und Haftpflicht-
schäden in der Unfallchirurgie**

1980. V, 40 Seiten
DM 15,–. ISBN 3-540-09896-8

147. Heft: L.-J. Lugger:

Der Wadenbeinschaft

1981. 69 Abb., 10 Tab. VIII, 100 Seiten
DM 38,–. ISBN 3-540-10421-6

148. Heft:

**3. Deutsch-Österreichisch-
Schweizerische Unfalltagung in Wien**

3.–6. Oktober 1979
43. Jahrestagung der Deutschen Gesellschaft für
Unfallheilkunde e. V.
15. Jahrestagung der Österreichischen Gesellschaft
für Unfallchirurgie
65. Jahresversammlung der Schweizerischen Gesellschaft für Unfallmedizin und Berufskrankheiten
Kongreßbericht zusammengestellt von V. Véscei,
J. Probst, C. A. Richon
1980. 313 Abb., 251 Tab. XLVII, 895 Seiten
(42 Seiten in Englisch)
DM 136,–. ISBN 3-540-10156-X

149. Heft:

Verletzungen der Wirbelsäule

13. Reisensburger Workshop zu Ehren von
H. Willenegger
14.–16. Februar 1980
Herausgeber: C. Burri, A. Rüter
Unter Mitarbeit zahlreicher Fachwissenschaftler
1980. 1 Porträt, 168 Abb., 38 Tab. XIII, 270 Seiten
DM 64,–. ISBN 3-540-10202-7

150. Heft: E. Jonasch, E. Bertel:

**Verletzungen bei Kindern bis
zum 14. Lebensjahr**

Medizinisch-statistische Studie über
263 166 Verletzte
1981. Etwa 5 Abb., etwa 189 Tab. Etwa 140 Seiten
DM 42,–. ISBN 3-540-10476-3

151. Heft: R. Kleining:

Der Fixateur-externe an der Tibia

Biomechanische Untersuchungen
1981. 78 Abb., 12 Tab. Etwa 90 Seiten
DM 34,–. ISBN 3-540-10665-0

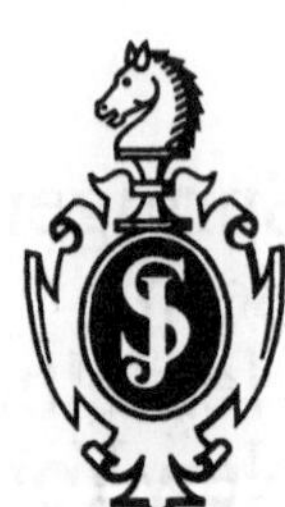

Springer-Verlag
Berlin
Heidelberg
New York